Heidelberger Taschenbücher Band 192

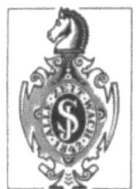

Alfred Grafe

Viren
Parasiten unseres Lebensraumes

Taschenbuch der Allgemeinen Virologie

Mit 50 zum Teil zweifarbigen Abbildungen
und weiteren schematischen Darstellungen

Springer-Verlag
Berlin Heidelberg New York 1977

Priv. Doz. Dr. ALFRED GRAFE
Klein-Breitenbacher Straße 26
D-6942 Mörlenbach bei Weinheim

ISBN 978-3-540-08482-2   ISBN 978-3-642-95314-9 (eBook)
DOI 10.1007/978-3-642-95314-9

Library of Congress Cataloging in Publication Data. Grafe, Alfred, 1922-. Viren, Parasiten unseres Lebensraumes. (Heidelberger Taschenbücher; 192) Bibliography: p. Includes index. 1. Virology. 2. Host-virus relationships. I. Title. QR360.G67.576'.64.77-15111.

Das Werk ist urheberrechtlich geschützt. Die dadurch begründeten Rechte, insbesondere die der Übersetzung, des Nachdruckes, der Entnahme von Abbildungen, der Funksendung, der Wiedergabe auf photomechanischem oder ähnlichem Wege und der Speicherung in Datenverarbeitungsanlagen bleiben, auch bei nur auszugsweiser Verwertung, vorbehalten.
Bei Vervielfältigungen für gewerbliche Zwecke ist gemäß § 54 UrhG eine Vergütung an den Verlag zu zahlen, deren Höhe mit dem Verlag zu vereinbaren ist.
© by Springer-Verlag Berlin · Heidelberg 1977.

Die Wiedergabe von Gebrauchsnamen, Handelsnamen, Warenbezeichnungen usw. in diesem Werk berechtigt auch ohne besondere Kennzeichnung nicht zu der Annahme, daß solche Namen im Sinne der Warenzeichen- und Markenschutz-Gesetzgebung als frei zu betrachten wären und daher von jedermann benutzt werden dürften.
Gesamtherstellung: Beltz Offsetdruck, Hemsbach/Bergstr.
2131/3130-543210

Vorwort

Virologische Lehr- und Taschenbücher spiegeln die Aufsplitterung dieses Forschungszweiges in die verschiedensten Teilgebiete wider, von denen die naturwissenschaftliche und medizinische Virologie, die Pflanzenvirologie, die molekulare Virologie und die Tumorvirologie besonders genannt seien.

Die Fülle ständig hinzukommender neuer Erkenntnisse zwingt auch in der Virologie zur Spezialisierung und erschwert es Lehrenden und Lernenden in gleichem zunehmenden Maße, den Stoff der gesamten Virologie, der in einem Sammelwerk von mehr als 20 Bänden über 6000 Seiten füllt, zu erarbeiten und zu bewahren. So mag es verwegen erscheinen, das Wesentliche über die Viren in einem Taschenbuch, in dem die Kunst des Weglassens in einem Übermaß geübt werden muß, vereinen zu wollen, aber in welcher anderen Weise könnte das Wissen noch breit vermittelt werden?

Dieses Buch ist vor allem für die Taschen derjenigen gedacht, die sich aus den verschiedensten Gründen für Viren interessieren, die wissen wollen, was Viren eigentlich sind und die nach den Beziehungen zwischen ihnen und uns fragen. Die Leser werden vieles über diese überall auftauchenden Partikeln erfahren, die mit der lebenden Zelle nicht wie einige Bakterien und Hefen in einem Verhältnis des gegenseitigen Nutzens stehen, sondern als Parasiten — wenn auch im Einzelfall verschieden intensiv — die biochemischen und genetischen Interessen ihres Gastgebers mißachten. Auf die Frage, was Viren sind, werden sie keine Antwort finden, weil es darauf noch keine gibt. Absolut sicher ist jedoch, daß es keine kleinen Bakterien sind.

Aber gehören sie denn zum Lebendigen und in die Mikrobiologie? Man könnte meinen, ihre Beschreibung als Parasiten setze notwendigerweise bei ihnen vorhandene Lebensfunktionen voraus. Von den Grundfunktionen des

Lebens lassen sich aber bei Viren weder der Stoffwechsel mit Wachstum und Atmung noch die Reizbarkeit finden, und für ihre Vermehrungsweise gibt es keine Parallele in der Biologie, wohl aber eine in der Polymerisation chemischer Moleküle.

Also sind Viren keine Lebewesen? Wer das vertritt, der stößt auf den energischen Widerstand derjenigen, die in den Genen der Nukleinsäuren die Grundelemente des Lebens sehen, durch die Merkmale sowohl über Generationen konstant erhalten als auch spontan sprunghaft verändert, mutiert werden, wodurch den Viren ein — bisher unbekannter — Platz in der Evolution gesichert ist.

Können wir sie Mikroorganismen nennen, wenn man bei ihnen vergeblich nach den Bauelementen aller Lebewesen, den Zellen mit ihren Organellen sucht?

Gleich, wofür man sich bei den Viren entscheidet, mit der üblichen Definition des Lebendigen kommt man in Widerspruch. Stellt man sie aber zwischen die Organische Chemie und die Lebewesen, dann können sie der Mikrobiologie als parasitäre Mikropartikeln angehören, die ihre genetisch bestimmten Funktionen nur in Verbindung mit einer lebenden Zelle auszuüben vermögen.

Das Suchen nach einem geeigneten Pfad durch die Virologie erleichterten mir durch Kritik und Anregungen auf Teilgebieten die Herren Prof. Dr. C. Wetter (Saarbrücken), Prof. Dr. O. Bonin, Prof. Dr. H. Göing und Prof. Dr. G. May (Frankfurt/M.), Prof. Dr. K. Munk, Prof. Dr. G. Sauer und Dozent Dr. Ch. Darai (Heidelberg). Ich bedanke mich sehr beim Springer-Verlag für viele freundliche Hilfen und bei Fräulein Sabine Methfessel (Heidelberg) für ihre Sorgfalt bei der Zeichnung der Abbildungen.

Mörlenbach bei Weinheim, Oktober 1977   A. GRAFE

Inhaltsverzeichnis

Einleitung 1

A. Das Virion 7

   I. Methoden zur Reindarstellung von Viren . . . 7
      1. Isolierungsmethoden 8
         a) Fällungsmethoden 8
         b) Adsorptionsmethoden 9
         c) Elektrophorese 10
         d) Dichtegradienten-Zentrifugation 11
      2. Charakterisierungsmethoden 12
         a) Aufklärung der Morphologie 13
         b) Bestimmung der Sedimentationskonstanten 13
         c) Bestimmung der Partikeldichte 15
         d) Bestimmung der Virus-Komponenten . . 15
   II. Aufbau des Virions 15
      1. Definitionen zum Virusaufbau 15
      2. Morphologie 17
         a) Virionformen 18
         b) Virionstrukturen 19
      3. Capsid-Symmetrie 22
   III. Biochemie des Virions 24
      1. Nukleinsäuren 24
      2. Proteine 28
      3. Lipide 31
      4. Kohlenhydrate 32
      5. Polyamine 33
   IV. Klassifizierung der Viren 33
      1. Animalische Viren 35
         a) Adenoviridae 35
         b) Parvoviridae 37
         c) Herpetoviridae 37

d) Poxviridae	38
e) Papovaviridae	39
f) Picornaviridae	40
g) Myxoviren	41
h) Coronaviridae	43
i) Rhabdoviridae	44
k) Togaviridae	44
l) Retroviridae	45
m) Reoviridae	46
n) Arenaviridae	47
o) Bunyaviridae	47
p) Insektenviren	47
2. Pflanzenviren	49
3. Viren an Protisten	51
4. Viroide	53
V. Zusammenfassende Charakterisierung	53
B. Das Virus im Laboratorium	55
I. Viren als sich vermehrende Partikeln	55
1. Virusadsorption	56
2. Penetration	57
3. Uncoating	59
4. Synthesephase	61
5. Assembling	64
6. Reifung (Maturation)	65
7. Freisetzung	65
8. Besondere Virus-Wirtszellbeziehungen	67
II. Virologische Experimentiersysteme	71
1. Protisten	72
2. Pflanzen	72
a) Externe Symptome	72
b) Interne Symptome	73
3. Versuchstiere	74
4. Brutei	76
5. Zellkulturen	77
III. Virusdiagnostik	81
1. Virus- und Virusantigen-Nachweis	81
2. Immunologische Teste	84
a) Serologische Routineteste	86
b) Ergänzende immunologische Teste	91

IV. Virusinterferenz 94
   1. Extrazelluläre Interferenz 95
   2. Intrazelluläre Interferenz 96
      a) Heterologe Interferenz 96
      b) Homologe Interferenz 97
   3. Interferon 99
   4. Mechanismen intrazellulärer Interferenz . . 102

C. Virus als Parasit 103

  I. Virus-Reservoire 103
    1. Pflanzenviren 104
    2. Animalische Viren 105
  II. Viren als Pathogene 109
 III. Viren als Mutagene 119
 IV. Viren als Ursachen humaner Embryo- und Fötopathien 122
    1. Röteln (Rubella, German measles, Rubeola) 125
    2. Zytomegalie 125
    3. Herpes simplex 126
    4. Masern 126
    5. Coxsackie B 126
    6. Influenza A 127
  V. Viren als Onkogene 127
    1. Animalische Tumorviren 127
    2. Virusätiologie humaner Tumoren 131
       a) Papilloma-Virus 132
       b) Epstein-Barr-Virus (EBV) 132
       c) Herpes simplex-Virus Typ 2 132
    3. Hypothesen zur virusbedingten Tumorgenese 133
 VI. Zusammenfassung 135

D. Unsere Mittel gegen Viren 136

  I. Virusdesinfektion 137
    1. Desinfektion durch Hitze 137
    2. Desinfektion durch Bestrahlung 138
    3. Desinfektion durch chemische Mittel 139

II. Antivirale Chemotherapie 140
   1. Einwirkung antiviraler Substanzen im Virus-Vermehrungszyklus 142
   2. Antivirale Chemotherapeutika für die Anwendung am Menschen 143
III. Antiviraler Schutz durch Interferone 146
   1. Exogenes Interferon 147
   2. Endogene Interferoninduktion 148
IV. Antivirale Immuntherapie und -prophylaxe . . 150
   1. Passive Immunisierung 150
   2. Aktive Immunisierung 152
      a) Inaktivierte Impfstoffe 153
      b) Impfstoffe aus vermehrungsfähigen Viren 154
      c) Allgemeines zur Anwendung der Impfstoffe 154
      d) Spezielle Virusimpfstoffe 156

E. Anhang 159

  I. Städte mit Gelbfieber-Impfstellen 159
 II. Tabelle zur Berechnung der Dichte von CsCI-Lösungen durch Bestimmung des Brechungsindex 159
III. Nomogramm zur Bestimmung des Nukleinsäuregehaltes 163

Literatur 165

Sachverzeichnis 172

Einleitung

Der Wissenschaftszweig Virologie hat sich im Verlaufe von etwa 100 Jahren aus einem kaum erkennbaren Trampelpfad zu einem breiten Schienenstrang entwickelt. Als Pfadfinder müssen **Edward Jenner** (1749–1823), **Louis Pasteur** (1822–1895) und **Robert Koch** (1843–1910) genannt werden.

Es ist das große Verdienst von Edward Jenner, daß er der seit Jahrhunderten in vielen Teilen der Welt geübten Praxis, Kuhpockenmaterial als Abwehr gegen die Pockenseuche auf den Menschen zu übertragen, zur wissenschaftlichen Anerkennung verholfen hat. Die sichere Schutzwirkung seines Vaccinia-Materials gegen die Variola fand in aller Welt eine so starke Beachtung, daß noch heute Impfstoffe oft Vaccinen genannt werden, obwohl sie kein Kuhmaterial enthalten.

Louis Pasteur befaßte sich seit 1880 unter anderem auch mit der Tollwut und gilt als Begründer der experimentellen Schutzimpfung und der Immunitätslehre. Seine Übertragung des Tollwuterregers vom Hund auf das Kaninchen und die dabei beobachtete Abschwächung der krankmachenden Viruseigenschaften durch Kaninchenpassagen ermöglichte ihm die gezielte Schutzimpfung nicht nur von Hunden, sondern auch von Menschen.

Robert Koch beteiligte sich an der Diskussion über die mögliche Existenz nichtbakterieller Krankheitserreger und schuf 1882 mit der Einführung der erstarrenden, durchsichtigen Agarplatte die Voraussetzungen für ein gezieltes bakteriologisches Arbeiten zur besseren Abgrenzung zwischen korpuskulären und nichtkorpuskulären Krankheitserregern.

Einen Teil dieses Verdienstes hat Robert Koch gern der Frau seines Mitarbeiters Walter Hesse abgetreten. Sie hatte dafür gesorgt, daß ein Agarrezept zur Zubereitung von Fruchtgelees, das sie bei einer holländischen Familie aus Batavia (jetzt Djakarta) gesehen hatte, im Labor verwendet wurde.

Für alle drei Wissenschaftler war Virus damals noch ein Giftstoff tierischen Ursprungs, der sich zum **Toxicon**, dem Gift mit bekanntem Ursprung und bekannter Wirkung, und zum **Miasma**, der schlechten oder gefährlichen Luft, abgrenzen ließ. Erst am Ende des 19. Jahrhunderts unterschied man zwischen Giftstoffen und Infektionsstoffen und wendete das Wort Virus auch im Sinne des infektiösen, d.h. vermehrungsfähigen und ansteckenden Agens an. Da es sich in vielen Fällen um die Bezeichnung noch unbekannter Erreger handelte, ist nicht verwunderlich, daß Virus nicht im Sinne einer Abgrenzung zu anderen Mikroben als vielmehr zur Bezeichnung eines gefährlichen, weil noch nicht genau bekannten Zustandes verwendet wurde. Diese Sinngebung des Wortes hat sich bis heute noch in dem Begriff **Virulenz** erhalten, mit dem versucht wird, die Gefährlichkeit von Krankheitserregern als Produkt von Infektiosität und Pathogenität zu charakterisieren.

Am Beginn des Streckenbaues — der Begründung der experimentellen Virologie — steht, wie am Anfang aller großen Bauwerke, eine langwährende, durch Experimente gestützte Diskussion. Das Streitobjekt war die mosaik- oder fleckenkranke Tabakpflanze, die Disputanten drei Forscher: Der zwischen Heidelberg und Wageningen in den Niederlanden wechselnde **Adolf Mayer** (1843–1942), **Martinus Willem Beijerinck** (1851–1931) aus der landwirtschaftlichen Schule Wageningen und der Botaniker **Dimitri Iwanowski** (1864–1920) aus St. Petersburg, dem heutigen Leningrad. Mayer hatte 1886 die Übertragbarkeit der Mosaikkrankheit mit dem Pressaft kranker Blätter auf gesunde Pflanzen nachgewiesen und weiter mitgeteilt, daß die krankheitsübertragende Eigenschaft durch starkes Erhitzen ebenso verloren geht wie beim Filtrieren durch doppeltes Filterpapier. 1892 berichtete Iwanowski vor der Kaiserlichen Akademie der Wissenschaften über seine Experimente. In der Beurteilung seiner Ergebnisse stimmte er lediglich in den Filtrationsfragen mit Mayer nicht überein, ja er stellte sogar die Erhaltung der Infektiosität trotz Passage durch Chamberlandfilter fest. Da er mit einem bakteriendichten Filter gearbeitet hatte, gab es drei Erklärungsmöglichkeiten:

- Die Krankheit wird durch ein im Saft gelöstes bakterielles Toxin verursacht,
- der Filter hat Risse und läßt Bakterien hindurch oder
- der Erreger ist kleiner als Bakterien und wird nicht durch bakteriendichte Filter zurückgehalten.

Iwanowski entschied sich für das bakterielle Toxin und blieb auch dann noch bei der Bakteriennatur des Agens, als Beijerinck zwischen 1898 und 1900 in zwei Arbeiten die Ergebnisse seiner Experimente veröffentlichte, dabei die Mikrobennatur des Erregers ablehnte und den Begriff des „Contagium vivum fluidum" wählte, das unter noch unklaren Umständen im lebenden Protoplasma der Zelle vermehrt werden sollte.

Durch die 1871 von E. Tiegel eingeführten, aus porösem Material hergestellten Hartfilter gelang es, korpuskuläre Partikel bakterieller Größe aus Flüssigkeiten zu entfernen, d. h. keimfrei zu filtrieren.

Zur Zeit dieser Diskussionen arbeiteten die Bakteriologen **Friedrich Löffler** (1852–1915) und **Paul Frosch** (1860–1928) in der preußischen „Commission zur Erforschung der Maul- und Klauenseuche". Die Ergebnisse ihrer Untersuchungen formulierten sie 1898 in der Feststellung: „Die bisher noch nicht auffindbaren Erreger der Seuche waren so klein, daß sie die Poren eines Filters, welches die kleinsten bekannten Bakterien sicher zurückhielt, zu passieren imstande waren." Für sie war der Erreger ein Virus im Sinne eines giftigen Agens, das sich auf Bakteriennährböden nicht nachweisen läßt und das bakteriendichte Filter passiert.

Damit war sowohl die Größe als auch die Filtrierbarkeit des Erregers in die Virusdefinition eingebracht. Dieser Irrtum blieb als „Ultravirus" und „filtrierbares Virus" lange erhalten, obwohl Nocard und Roux schon 1898 am Erreger der Rinderpneumonie nachgewiesen hatten, daß es auch filtrierbare Krankheitserreger bakterieller Natur gibt.

H. Bechthold hatte für Filtrationen 1907 die ersten Gelmembranen mit abgestuften Porengrößen für verschiedene kolloidale Lösungen angewendet. Mit seinen „Ultrafiltern" konnte er ebenso Bakterien wie Viren herausfiltern und Größenbestimmungen vornehmen, so daß die Filtrierbarkeit nicht als wesentliches Merkmal für Viren gelten konnte.

Wir sind noch am Anfang des Streckenbaues, aber es dürfte jetzt schon klar sein, daß es in der Geschichte der experimentellen Virologie keine einzelnen herausragenden Persönlichkeiten gibt, die man mit Louis Pasteur und Robert Koch, den Begründern der experimentellen Bakteriologie, vergleichen könnte. Es kam nicht nur aus allen Bereichen naturwissenschaftlicher Fachrichtungen Hilfe für die Virologie, auch technische Unterstützung war notwendig, um Geräte und Apparate zum Eindringen in die Dimensionen der Kolloide und Proteine zu schaffen. Dabei ist besonders an die Fortentwicklung der Mikroskope zu den Elektronen- und Fluoreszenzmikroskopen mit ihren diffizilen Präparationstechniken zu denken, an die präparativen Ultrazentrifugen und die hochempfindlichen immunologischen Methoden, die es ermöglichten, das komplexe Partikel Virus in seine Bestandteile zu zerlegen und dem Begriff Antikörper die verschiedenen Immunglobuline zuzuordnen.

Es folgten **A. Borrel** 1904 mit zytologischen Studien über virusbedingte intrazelluläre Einschlüsse und **P. Rous** 1911, der das erste übertragbare Hühnersarkom beschrieb. Fortgeführt wird die Reihe hervorzuhebender Entdeckungen durch den Engländer **F. M. Twort** und den Kanadier **F. d'Herelle**, die 1915 bzw. 1917 der Virologie die Viren an Bakterien, die **Bakteriophagen**, hinzufügten. 1931 waren es **E. W. Woodruff** und **E. E. Goodpasture**, die das **Brutei** für die Viruszüchtung erschlossen und damit unsichere Tierexperimente für viele bis dahin bekannte Viren überflüssig machten. Zur gleichen Zeit vollzog sich ein Wandel in der Pflanzenvirologie. Sie hatte sich seit ihren Anfängen zum größten Teil auf die Beschreibung makroskopisch und mikroskopisch erkennbarer Krankheitssymptome beschränkt. Nun trat auch sie in eine experimentelle Phase ein und verzeichnete ab 1935 durch Publikationen von **W. M. Stanley** einen neuen Höhepunkt. In ihnen berichtete er über Kristallisationsversuche mit infektiösen Pflanzenviren und folgerte, daß es sich beim Virus um ein „hochmolekulares autokatalytisches Protein" handelt. Da man zu dieser Zeit auch die Chromosomen als Proteine ansah, war es vom „autokatalytischen Protein" zum „vagabundierenden Gen" kein großer Schritt, eine Vorstellung, die sich in Lehrbüchern zwei Jahrzehnte lang hielt. Mit der Erweiterung pflanzenvirologischer Indikatorsysteme und Techniken entwickelte sich ein neuer experimenteller Zweig, der sich die Aufgabe stellte, pflanzenpathogene Insektenviren zu erforschen. **G. K. Hirst** sowie **L. McClelland** und **R. Hare** fanden 1941 gleichzeitig die Fähigkeit der Myxoviren zur Bindung an Hühnererythrozyten. Dieser als Hämagglutination bezeichnete Vorgang eröffnete völlig neue Möglichkeiten für die klinische Diagnostik bestimmter Viruserkrankungen, da spezifische Antikörper die Bindung der Viren an die Blutkörper verhindern. Zusammen mit dem von Hirst kurz danach entdeckten ersten Virusenzym, der Neuraminidase des Influenzavirus, ergaben sich starke Impulse zur Erforschung der Wechselwirkungen zwischen dem Virus und seiner Wirtszelle.

Parallel zu den durch die erweiterte Anwendung des Bruteies erzielten großartigen Erfolgen gab es den für die Virologie so wichtigen Wechsel von der Organkultur über die Gewebekultur zur Zellkultur. Er wurde erst durch mehrere andere Ereignisse möglich: Großtechnische Antibiotikaproduktion nach den überzeugenden Erfolgen klinischer Penicillinversuche; die Entwicklung synthetischer Nährmedien von „Earle" bis zum „Medium 199" von Morgan, Morton und Parker 1950; Züchtung des Poliovirus auf nichtneuralem Gewebe durch Enders, Weller und Robbins im Jahre 1949; die Isolierung des permanenten HeLa-Zellstammes durch Gey, Coffman und Kubicek 1952 sowie die Weiterentwicklung der von Rous und Jones 1916 erstmals angewendeten, von Simms und Stillmann 1937 verbesserten Methode des Gewebeaufschlusses durch Trypsin und die Anwendung des kalzium- und magnesiumfreien Mediums durch Moscona 1952, was zur Plaquetechnik und zur Suspensionskultur führte.

All dies zusammen gab den Anstoß zu einem neuen virologischen Zweig: Der Impfstoffproduktion im technischen Maßstab. Es war die

Poliomyelitis, die es zu bekämpfen galt, und die Namen Salk, Cox, Koprowski und Sabin müssen genannt werden.

Zu erwähnen ist weiterhin eine Entwicklung in der Gruppe der animalischen Viren, zu der die beim Menschen und bei Tieren vorkommenden Viren zusammengefaßt werden. Mit der überraschend erfolgreichen antibakteriellen therapeutischen Anwendung der Sulfonamide und des Penicillins stieg die Hoffnung auf ebenso positive Ergebnisse bei ihrem Einsatz gegen Viren. Zu den in die Experimente einbezogenen Erregern der Tollwut, der Poliomyelitis, der Geflügelpocken, der Influenza, des Herpes simplex, der Vaccinia u. a. gehörten auch solche, die relativ groß sind und in die Psittacose-Lymphogranuloma inguinale Gruppe eingeordnet wurden. Diese ,,Viren" — dazu gehören auch die Erreger der Ornithose und des Trachoms — erwiesen sich im Gegensatz zu allen anderen Viren als antibiotika- und sulfonamidempfindlich, so daß es berechtigt erschien, sie als ,,Große Viren" den ,,Echten Viren" gegenüberzustellen. Die durch Lwoff und Tournier 1966 formulierte und anerkannte Definition für Viren, wonach es sich bei ihnen um Partikel entweder vom DNA- oder vom RNA-Typ handelt, zwang zu ihrer Ausgliederung, als für den Trachomaerreger das Vorhandensein von DNA und RNA nachgewiesen wurde. Sie werden jetzt als **Chlamydozoaceae** den Bakterien zugeordnet, und es ist erinnernswert, daß v. Prowazek schon 1907 den Trachomaerreger mit anderen ihm verwandt erscheinenden als gleichnamige Gruppe eine Sonderstellung bei den Protozoen geben wollte, weil sie sich in ihrer Anfärbbarkeit anders verhielten.

Weitere Stationen auf der rein virologischen Strecke waren die Einführung der **Plaquetechnik** durch Dulbecco 1952, die Isolierung des **Interferons** durch Isaacs und Lindenmann 1957 und die Kultur **diploider Zellen** durch Hayflick und Moorhead im Jahre 1961. Die Plaquetechnik schuf für alle auf Zellen züchtbare Viren die gleiche Zählmöglichkeit als plaquebildende Einheit, wie sie vorher schon für die Bakteriophagen bestand. Die Kenntnis vom Interferon hellte das Dunkel um alle seit 1935 bei animalischen Viren bekannten Interferenzerscheinungen auf und wies den Weg in die unspezifische Abwehr viraler Erkrankungen, während die diploide Zellkultur vielen damals unbekannten Erregern, besonders aus der Gruppe der Schnupfenviren, an das Tageslicht verhalf.

Die Verbindung zwischen den Viren als genetisch funktionierende Nukleoproteide und der Molekulargenetik stellten andere große Entdeckungen her. 1944 erbrachte **O. T. Avery** durch Transformationsversuche den Beweis, daß der DNA im Bakterium eine zentrale Bedeutung als genetisches Grundelement zukommt und daß sie Träger der

Vermehrungsfähigkeit ist. Den gleichen Beweis lieferten **A. D. Hershey** und **M. Chase** 1952 für die Bakteriophagen-DNA, indem sie zeigten, daß sie allein — ohne andere Phagenbestandteile — die Phagenvermehrung in der Bakterienzelle induziert. 1956 wiesen **A. Gierer** und **G. Schramm** sowie **H. Fraenkel-Conrat** die Infektionsfähigkeit der nackten RNA des Tabakmosaikvirus nach.

Daß mit der **Watson-Crickschen Doppelhelix** 1953 nicht nur molekulargenetische, sondern auch gleichstarke virologische Impulse verbunden waren, bedarf keiner weiteren Erläuterungen. Ebenso wirksam für die Virologie sind aber auch die jüngsten Antriebskräfte: Die Isolierung der RNA-gerichteten DNA-Polymerase (reverse Transkriptase) durch **D. Baltimore, H. M. Temin** und **S. Mizutani** 1970 sowie das Arbeiten mit Restriktionsendonukleasen. Mit ihrer Hilfe wird es möglich sein, so manches Dunkel in der viralen Onkogenese aufzuhellen, weitere Krankheitserreger zu entdecken und molekulargenetisch zu definieren sowie Verwandtschaftsbeziehungen verschiedener Viren aufzuklären.

Von nicht geringer Auswirkung sowohl auf das virologische Experimentieren als auch auf das theoretische Verständnis der Viren wird die Entdeckung der pflanzlichen **Viroide** sein. Nach ihrer bisherigen Definition als pathogene RNA sind sie nicht identisch mit den freien, sich selbst reproduzierenden Urelementen aus der Viroid-Hypothese Altenburgs aus dem Jahre 1946. Sie zwingen uns möglicherweise, die Vorstellung zu revidieren, daß sich Viren in ihrer einfachsten Form aus einer Nukleinsäure und einem Protein zusammensetzen.

A. Das Virion

Wer von Viren spricht, denkt an eine Population, an eine Vielzahl von Partikeln, wo jedoch das einzelne von einem Ideal, dem Virion, sowohl morphologisch als auch funktionell unterschiedlich stark abweichen kann.
Als Virion bezeichnet man eine voll ausgebildete und infektionsfähige Partikel.
Allgemeingültig läßt sich das Virion als eine sich im Ruhezustand befindliche symmetrische Partikel von makromolekularer Größe definieren, die immunogene Eigenschaften und in ihrer Nukleinsäure genetische Potenz besitzt.
Die folgenden Merkmale sind ihm eigen:
- Es besteht in einfachster Form aus einer Nukleinsäure und einem Protein.
- Die Nukleinsäure liegt entweder als DNA (Desoxyribosenukleinsäure) oder als RNA (Ribosenukleinsäure) vor.
- Es besitzt keine Enzyme zur Energiegewinnung.
- Es bedient sich zu seiner Vermehrung der Funktionen einer geeigneten lebenden Zelle.
- Die obligat intrazelluläre Virusvermehrung wird vom Virusgenom gelenkt, sie ist in der Regel mit der Schädigung des Wirtsorganismus verbunden.

Will man Viren rein gewinnen, so ist bei der Auswahl der Methoden zu beachten, daß sie kolloidale Eigenschaften besitzen und immer von echt und kolloidal gelöstem sowie suspendiertem Zellmaterial umgeben sind. Deshalb bedurfte es der Entwicklung eigener Methoden zur Isolierung der Viren, für ihre Reindarstellung und Charakterisierung.

I. Methoden zur Reindarstellung von Viren

Die Länge des Weges von der geernteten Virussuspension zum isolierten Virus hängt nicht nur von den zur Verfügung stehenden physikalischen, biochemischen und immunologischen Methoden ab. Da jeder Schritt bis zur Reindarstellung nur dann sinnvoll ist, wenn der vorangegangene erfolgreich war, muß die gesamte Strecke mit virologischen Methoden auf die Anwesenheit von infektiösem Virus überprüft werden.

Beide Arbeitsrichtungen, die Reinigungsschritte und die Erfolgskontrolle über Gehaltsbestimmungen, sind gekoppelt und zwingen zur Anwendung von solchen Isolierungs- und Reinigungsverfahren, die keine nachteiligen Folgen für die biologische Aktivität des Virions haben. Da sich jeder Virustyp gegenüber von außen einwirkenden Faktoren anders verhält, kann es kein allgemeingültiges Reinigungsverfahren geben. Zur Auswahl stehen aber so viele geeignete Methoden, daß es heute mit großer Sicherheit möglich ist, auch sehr empfindliche Virionen rein darzustellen. Alle Verfahren sind mit Virusverlusten verbunden, die dann besonders stören, wenn der Virusgehalt der Ausgangssuspension niedrig ist. So ist es zwar möglich, bei der Züchtung von Pflanzenviren Mengen bis zu mehreren Gramm Virus pro Liter Saft zu erreichen, doch liegen die Gehalte animalischer Viren bei einem kleinen Bruchteil dieses Wertes.

1. Isolierungsmethoden

Am Anfang steht die Abtrennung größerer zellulärer Partikel. Dafür stehen normale Laborzentrifugen mit Kühleinrichtungen und die verschiedensten Filter zur Verfügung. Für die weitere Abtrennung begleitender Partikel kann man wiederum mit Filterschichten und der kühlbaren Ultrazentrifuge arbeiten. Mit ihr ist es auch möglich, durch abwechselndes hoch- und niedertouriges Zentrifugieren gut vorgereinigte Viruskonzentrate zu erhalten.

Ergänzend dazu können Fällungs- und Adsorptionsmittel angewendet werden sowie Methoden, die Unterschiede in der Diffusion, in der Wanderung im elektrischen Feld sowie der Partikelgröße und Dichte in der analytischen Ultrazentrifuge ausnutzen.

a) Fällungsmethoden

Fällungsmittel wirken nicht virusspezifisch, d.h. mit den Viren fallen auch andere Partikel aus. Sie reagieren mit an der Virusoberfläche liegenden Substanzen. Verwendet werden Salze und organische Lösungsmittel oder die Einstellung auf einen ph-Wert im Bereich des **Isoelektrischen Punktes**, der für die meisten bisher untersuchten Viren zwischen pH 4 und 6 liegt, aber insgesamt den Bereich pH 3,5 bis 7,4 umfaßt.

Tabelle A 1. Isoelektrische Punkte verschiedener Viren

Virus	Isoelektrischer Punkt
Influenza A/PR 8	5,3
Shope Papilloma	5,0
Vaccinia	4,5
Brome Mosaic	7,4
Carnation mottle	5,2
Cowpea chlorotic mottle	4,1
Cucumber Mosaic	4,7
Cucumber Necrosis	3,9
Potato X	4,4
Tabakmosaik	3,5

Als Substanzen sind Ammonium-, Natrium- und Magnesium- sowie Protaminsulfat zu nennen.

Zu den angewendeten organischen Lösungsmitteln gehören Methanol, Äthanol und Aceton.

Die Probleme bei Fällungen liegen darin, daß die Viren dabei leicht auch denaturiert und inaktiviert werden können oder mit begleitendem organischem Material verklumpen.

Verklumpungen werden abgeschwächt, wenn die Suspension vor der Virusfällung von anderen biologischen Substanzen gereinigt wird. Dafür kommt z. B. die Behandlung mit Chloroform oder Fluorkohlenstoff in Frage.

In einer weiteren Methode wird durch Zufügen wasserlöslicher Polymere wie Dextran-Methylzellulose oder Dextran-Polyäthylenglykol ein Zweiphasensystem errichtet, in dem sich das Virus in der Polymerphase anreichert, Fremdsubstanzen dagegen in der Wasserphase.

b) Adsorptionsmethoden

Die Adsorption ist eine lockere Bindung zwischen zwei Komponenten, die durch geeignete Bedingungen wieder gelöst werden kann; das Lösen wird als Elution bezeichnet.

Eine solche Bindung ist zwischen bestimmten Viren und Erythrozyten möglich, praktisch angewendet werden aber chemische Substanzen wie Aluminium- und Kalziumphosphat (Hydroxylapatit), Kalziumsulfat, Aluminiumoxyd, Aluminiumhydroxyd und Kaolin.

Auf unterschiedlichen Adsorptionseigenschaften chemischer Substanzen beruht auch die Trennung in **chromatographischen Verfahren**, von denen besonders zwei Prinzipien der **Säulenchromatographie** genannt seien. Man kann eine Säule mit einem Adsorptionsmittel füllen, das allein nach der Molekülgröße trennt oder mit einem, das geladene Gruppen besitzt und so als **Ionenaustauscher** arbeitet. Zu den Substanzen der ersten Art gehören die Dextrangele. Ihre Moleküle haben Hohlräume bestimmter Größe, in denen sie entsprechende Fremdmoleküle einfangen können, während sie größere durch die Säule laufen lassen. Derartige Säulen werden auch **Molekularsiebe** genannt, das Verfahren wird als Gelfiltration bezeichnet. Die Säulenchromatographie auf der Basis des Ionenaustausches verwendet chemisch veränderte Cellulose.

c) Elektrophorese

Ein Trennung im elektrischen Gleichstromfeld ist für die Substanzen möglich, die an ihrer Oberfläche freie elektrische Ladungen tragen; dazu gehören die Proteine mit ihren funktionellen Amino- und Karbonsäuregruppen. Die elektrophoretische Richtung und Geschwindigkeit hängt von der Zahl nicht ausgeglichener elektrischer Ladungen ab; die Wanderung in einer Lösung endet für Partikel mit überschüssiger negativer Ladung an der Anode, bei einem Überschuß positiver Ladung an der Kathode. Erfolgt die Elektrophorese auf einem Träger, z.B. auf

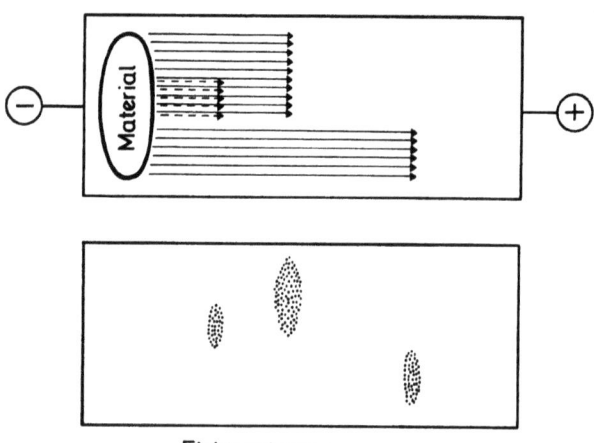

Abb. A1. Elektrophorese auf einem Träger

Filterpapier, Stärkegel und Agarosegel oder Polyacrylamidgel (PAGE), so endet die Wanderung an einer Stelle zwischen den Polen. Dieser Ort ist abhängig vom **isoelektrischen Punkt** sowie der Größe und Gestalt der Substanz, weil sie die Reibungskräfte bestimmen. Eine Trennung zweier Substanzen in der Elektrophorese ist möglich, wenn sich ihre isoelektrischen Punkte um mindestens 0,1 pH unterscheiden. Bei Proteinen bedeutet das die Differenz um eine Aminosäure. Wird die abgelagerte Substanz durch Anfärben sichtbar gemacht, so erhält man ein Elektrophorogramm.

Eine besonders scharfe Trennung ist durch die **Disk-Elektrophorese** möglich. Bei ihr werden zwei Acrylamidgele mit verschiedenen Konzentrationen und pH-Werten übereinandergeschichtet, was zu einer Konzentrierung der Substanzen führt.

Bedient man sich zur elektrophoretischen Virusreinigung eines Dichtegradienten, so spricht man von einer **Dichtegradienten-Elektrophorese**. Als Gradienten werden Sucrose in einem U-Rohr oder Polyacrylamid (mit einem Vernetzer) als Träger verwendet. Gel und Vernetzer können innerhalb des Trägers so in ihrer Relation aufeinander abgestimmt werden, daß ein sich kontinuierlich veränderndes Maschenwerk entsteht, das ein Protein entsprechend seiner Molekularform und seinem Molekulargewicht an einer bestimmten Stelle festhält.

d) Dichtegradienten-Zentrifugation

Viren unterscheiden sich von anderen Makromolekülen in ihrer Größe, Form und Dichte. Deshalb lassen sie sich in der **Ultrazentrifuge** von begleitenden Stoffen trennen, wenn das Virusmaterial in einem Dichtegradienten, der sich z.B. refraktometrisch messen läßt, zentrifugiert wird (s. Tabelle im Anhang!).

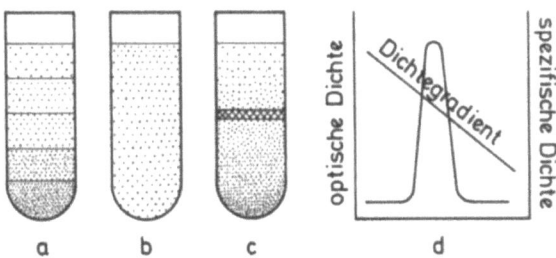

Abb. A2 a–d. Dichtegradienten-Zentrifugation. (a) Stufengradient, (b) hochkonzentrierte Salzlösung, (c) kontinuierlicher Gradient, (d) Absorptionskurve

Bei der Wahl und Stärke des Gradienten ist zu beachten, daß er die Dichte des Virus umfassen muß. Sucrosegradienten müssen vor dem Zentrifugieren stufenweise geschichtet oder als kontinuierliche Gradienten über einen Gradientenmischer eingefüllt werden. Nach Zentrifugierzeiten von wenigen Stunden bei mindestens 40000 g werden die Makromoleküle nach ihren Sedimentationseigenschaften, die vom Molekulargewicht und von der Molekülform abhängen, getrennt. Hochkonzentrierte Cäsium- oder Rubidiumchloridlösungen bilden einen Gradienten nach Zentrifugierzeiten von etwa einem Tag aus und trennen die Partikel nach ihrer Dichte.

Tabelle A 2. Spezifische Dichten einiger Viren

Virus	Spezifische Dichte (g/ml)
Lymphozytäres Choriomeningitis	1,18
Atypisches Hühnerpest	1,21–1,24
Masern	1,27
Poliomyelitis	1,34
Rhino	1,38–1,41
Maul- und Klauenseuche	1,43
Rubella	1,63
Papilloma	1,71
Herpes simplex	1,72
Maize Dwarf mosaic	1,32
Brome Mosaic	1,36
Cauliflower Mosaic	1,37
Tobacco Necrosis	1,40
Pea Enation Mosaic	1,42
Phage fd	1,30
Phage X 174	1,43
Zum Vergleich Humanserum	1,026

2. Charakterisierungsmethoden

Dank der Entwicklung molekulargenetischer Methoden ist es heute möglich, zur Charakterisierung in die Feinstrukturen des Virions einzudringen. Deshalb braucht man sich nicht mehr allein auf die Morphologie, den groben Aufbau und die immunogenen Eigenschaften zu beschränken. Zu beachten ist aber, daß sich zwar Beschreibungen elektronenoptischer Aufnahmen auf das einzelne Virion beziehen, alle anderen Daten aber mit Viruspopulationen gewonnen wurden, also einen statistischen Wert darstellen. Dieser Wert bezieht sich auf eine Summe von Virionen nur dann, wenn die Züchtung unter Standardbedingungen erfolgte, d. h. für die Virusvermehrung wurde unter normalen Temperaturen mit Virusverdünnungen gearbeitet. Eine so erhaltene Virussuspension nennt man **Standardvirus**.

a) Aufklärung der Morphologie

Die Virusmorphologie läßt sich mit zwei Mitteln aufklären: dem **Elektronenmikroskop** und der **Röntgenstrahlbeugung**.

Das normale Mikroskop hat nach der Formel $\delta = \lambda/(n \cdot \sin\omega)$ ein Auflösungsvermögen, das bei Anwendung einer UV-Lichtquelle gerade dafür ausreicht, die Umrisse der großen Viren erkennen zu lassen. Dabei ist δ das Auflösungsvermögen, λ die Wellenlänge der Lichtquelle in Nanometer und $n \cdot \sin\omega$ die numerische Apertur des Mikroskops.

Das Elektronenmikroskop bringt eine Auflösung bis in den Bereich des Angström (10^{-10} m), so daß nicht nur die Umrisse des Virions sichtbar gemacht werden können, sondern auch Innenstrukturen. Ein am Virusaufbau beteiligtes Grundelement, das elektronenoptisch darstellbar ist, nennt man **Capsomer**. Mit Hilfe der Röntgenstrahlbeugung ist es möglich, das Capsomer weiter aufzugliedern, wenn es aus mehreren Strukturelementen besteht.

Das Virion kann durch verschiedene Verfahren sichtbar gemacht werden. Das geschieht durch Anfärben des Virions z. B. mit Uranylazetat (**Positivfärbung**) oder durch Phosphorwolframsäure, die nicht das Virion, aber seine Umgebung und seine mit außen verbundenen Hohlräume anfärbt. Diese als **Negativfärbung** bezeichnete Methode ergibt besonders kontrastreiche und damit deutliche Bilder.

Die Anwendung von Gefriertrocknungsverfahren und des Rasterelektronenmikroskops verbesserte die elektronenoptischen Bilder bis zur dreidimensionalen Darstellung.

b) Bestimmung der Sedimentationskonstanten

Die Sedimentationskonstante S wird in der Analytischen Ultrazentrifuge im Dichtegradienten mit Sucrose oder Glycerin oder mit anorganischen Salzen wie Cäsiumchlorid, Rubidiumchlorid oder Kaliumbromid bestimmt.

Im ersten Gradienten-Verfahren, das man auch „**rate-zonal**" oder „**Velocity-Dichtegradienten-Zentrifugation**" nennt, sammeln sich die

Partikel entsprechend ihrer Sedimentationsrate in einer bestimmten Zone an. Die erforderliche Zentrifugierzeit liegt bei wenigen Stunden. Für die Umrechnung auf das Partikel- oder Molekulargewicht sind aber zusätzliche Bestimmungen der **Diffusionskonstante** und des Volumens erforderlich.

Dichtegradienten-Zentrifugationen in Lösungen anorganischer Salze, auch **Gleichgewichts- oder isopycnische Dichtegradienten-Zentrifugation** genannt, trennen nach Partikeldichte, und die Ergebnisse ergeben ohne zusätzliche Daten einen Bezug zum Molekulargewicht. Dieses Verfahren ist aufwendiger, aber es trennt scharf, wenn sich die Dichten um mindestens 0,014 g/ml unterscheiden. So eignet sich diese Methode nicht nur für die Charakterisierung des Virions, sondern auch für die seiner Komponenten.

Die Gleichgewichts-Dichtegradienten-Zentrifugation ist für große Viren weniger geeignet.

Die **Sedimentationskonstante S (Svedberg-Einheit)** bezieht sich auf 20° C in Wasser und 10^{-15} Sekunden, sie wird nach der Formel $S = (1/\omega^2 r)dr/dt$ berechnet. r ist der Abstand der Bande von der Drehachse in cm, t die Zeit in Sekunden und ω die Winkelgeschwindigkeit ($= 2\pi v$). Einem größeren S entspricht ein höheres Molekular- bzw. Partikelgewicht.

Tabelle A3. Sedimentationskonstanten verschiedener Viren

Virus	Sedimentationskonstante
Adeno	790
Tollwut	600
Lymphozytäres Choriomeningitis	500
Papilloma	290
Poliomyelitis	158
Rice Dwarf	510
Cauliflower mosaic	220
Tabakmosaik	190
Carnation latent	167
Cucumber mosaic	98
Phage T 7	487
Phage λ	416
Phage f 2	80
Phage f d	41

c) Bestimmung der Partikeldichte

Methoden zur Dichtebestimmung sind in den vorigen Abschnitten beschrieben worden. Die spezifische Dichte kann zur Charakterisierung eines Virus dienen, aber auch zur Errechnung des Guanin-Cytosin-Gehaltes einer doppelsträngigen Virus-DNA, der für die **Hybridisierungstechnik** eine Bedeutung hat. Die G+C-Werte sind für

Adeno-Virus	48%
Zytomegalie-Virus	57%
Herpes simplex-Virus 1	67%
Herpes simplex-Virus 2	71%
Vaccinia-Virus	36%
Phage λ	49%
Phage T1	47%.

d) Bestimmung von Virus-Komponenten

Die Methoden zur Analyse des Virions zu beschreiben, würde den Rahmen eines Taschenbuches der Allgemeinen Virologie sprengen.

Sie umfassen im wesentlichen solche zur Isolierung der Proteine, Nukleinsäuren, Lipide und Kohlenhydrate.

Von den Charakterisierungsmethoden wären ergänzend zu Dichte- und Molekulargewichtsbestimmungen besonders zu nennen:
- Bestimmung des Nukleinsäuretyps,
- Nukleinsäure-Sequenzanalysen mit Exo- oder Endonukleasen,
- Bestimmung des Nukleotidverhältnisses.

II. Aufbau des Virions

Neue und verfeinerte Methoden lassen uns immer tiefer in das Virion eindringen. Dadurch wurde aber auch das lange als gültig anerkannte Bild von seinem Aufbau aus einer Nukleinsäure und einem Protein zerstört, und immer neue Begriffe mußten eingeführt werden, um den Virionaufbau beschreiben zu können.

1. Definitionen zum Virusaufbau

- Als **Virion** bezeichnet man die komplette, zur Vermehrung befähigte Viruspartikel. Das Virus und die Viren beschreiben den gleichen Zustand.

- Das **Capsid** ist die für jeden Virustyp nach einem bestimmten Plan zusammengesetzte Proteinhülle, die das Virusgenom umschließt. Im gleichen Sinn werden protein coat und protein shell angewendet. Leere Capside sind ein häufiges Nebenprodukt des Virusvermehrungszyklus.
- Das **Capsomer** ist das kleinste elektronenoptisch nachweisbare Bauelement des Capsids, es ist die morphologische Einheit.
- Die **Struktureinheit** — auch Proteinuntereinheit (protein subunit) genannt — ist die in der Röntgenstrahlbeugung erkennbare kleinste Proteinpartikel, das Monomer, dessen Molekulargewicht für die meisten Viren zwischen 10000 und 40000 Dalton liegt. In Viren mit helicalem Aufbau liegen sie einzeln aneinander, so beim Tabakmosaik-Virus 2100 über eine Länge von 300 nm. In isometrischen Viren dagegen verbinden sie sich zu Capsomeren, die in Abhängigkeit von ihrer Zahl Di-, Tri-, Penta- oder Hexamere sind.
- Unter **Nukleocapsid** versteht man den Nukleinsäure-Protein-Komplex des Virions. Bei nackten Virusarten ist das Nukleocapsid identisch mit dem Virion.
- Das **Virusgenom** vereinigt die in der viralen Nukleinsäure lokalisierten Gene.
- **Core** als Viruskern oder Zentralkörper war ursprünglich wie Nukleoprotein (NP) ein Synonym zum Nukleocapsid. Durch die mit chemischen Mitteln mögliche Aufspaltung des Nukleocapsids wird core aber auch als Bezeichnung für einen aus dem Nukleocapsid isolierten Kern verwendet.

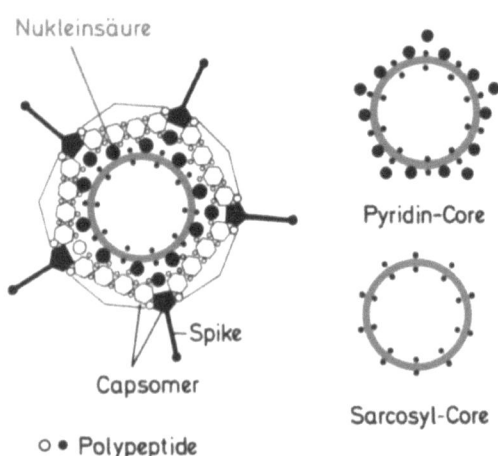

Abb. A3. Adenovirus-Cores

- Eine **Hülle** oder **Envelope** umgibt bei vielen Virusarten das Nukleocapsid. Sie ist etwa 10 nm dick, an ihrem Aufbau sind neben Proteinen besonders Lipide und Kohlenwasserstoffe beteiligt. Da die Hülle entweder aus wirtszelleigenem oder viruskodiertem Material bestehen kann, wird in der Literatur oft zwischen **Envelope** und **Peplos**[1] unterschieden. Dabei ist die erste als geliehener und die zweite mindestens teilweise als eigener Mantel zu verstehen.

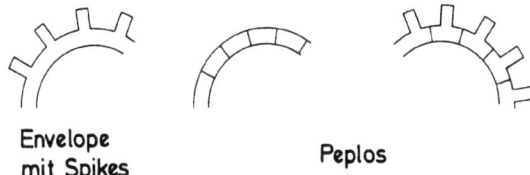

Envelope mit Spikes   **Peplos**

Abb. A 4. Die Virushülle

- **Spikes** sind die aus der Hülle herausragenden Dornen oder Stacheln. Wird für sie das Wort **Peplomer** gewählt, so liegt die Annahme einer wenigstens zum Teil eigenen Hülle zugrunde und oft die Vorstellung, daß sich das Peplos aus Struktureinheiten, den Peplomeren, zusammensetzt. Die Zahl und ihre Anordnung ist typenspezifisch. So hat das Influenza-Virus ungefähr 3000 Spikes, von denen etwa zwei Drittel die hämagglutinierende Eigenschaft tragen und das andere Drittel die Neuraminidaseaktivität. Das hüllfreie Maize rough dwarf virus trägt nur 12 Spikes. Als Regel kann gelten, daß ihre Länge etwa dem Hülldurchmesser entspricht.
- Ein **Pseudovirion** liegt dann vor, wenn das Capsid nicht eigene sondern Wirtszellnukleinsäure umschließt.
- Die Bezeichnung **Nukleoid** wird verschieden gebraucht. Es ist im wesentlichen der Nukleinsäurebestandteil des Virions, an dem Proteine haften.

2. Morphologie

Die Morphologie befaßt sich mit Körperformen und Körperstrukturen. Sie stehen auch bei den Viren zueinander in Beziehung, doch kann man auch bei diesen relativ einfachen Partikeln von der Form nicht auf die Struktur schließen.

---

[1] Vom lateinischen peplum bzw. vom griechischen peplos, ein von Frauen getragener Prachtmantel.

a) Virionformen

Die vorherrschenden Grundformen bei der Beschreibung der Virionen sind die Kugel, das Polyeder bei bevorzugtem **Ikosaeder** (Zwanzigflächner), der Quader, das Geschoß und der Stab. Hinter einer vermeintlichen Kugel verbirgt sich leicht ein Ikosaeder, das in seiner Regelmäßigkeit wie eine Kugel erscheinen kann. Bei vielen **Bakteriophagen** sind ein polyederförmiger Kopf mit dem stabförmigen Schwanz vereinigt.

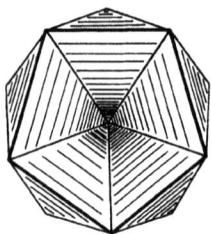

Abb. A 5. Form der Ikosaederviren

Als Oberflächenfortsätze sind **Spikes** und **Fasern** zu nennen, die Spikes starr, die Fasern entweder starr wie beim Adeno Virus oder beweglich wie bei Bakteriophagen. Die Polyederform ist vorherrschend, die Stab- und Fadenform ist bei Pflanzenviren häufig zu finden.

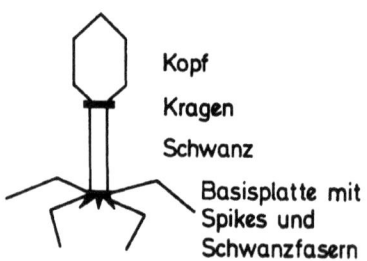

Abb. A 6. Eine Bakteriophagenform

Mit den ungefähren Maßen 400 × 250 × 200 nm ist das Pocken-Virus das größte animalische, mit 11 × 2000 nm das fädige Citrus Tristeza Virus das längste Pflanzenvirus. Mit ihrem Kopf- und Schwanzteil sind die T-Bakteriophagen die größten Viren an Protisten mit den Kopfmaßen 81 × 123 nm und dem Schwanz von 25 × 110 nm Länge.

b) Virionstrukturen

Das Aufbauprinzip aller Viren hält von innen nach außen die Anordnung Nukleinsäure → Capsid → Hülle ein. Nukleinsäure und Capsid, die direkt oder über weitere Proteine miteinander verbunden sind, können als Grundkörper angesehen werden, die Hülle als nützlicher Mantel.

Beim Aufbau des Grundkörpers, des Nukleocapsids, herrschen die helicale Form und das regelmäßige Ikosaeder vor.

Helicale Nukleocapside sind vor allem bei den Pflanzenviren zu finden. Ihre Längen umfassen etwa die Maße 200–2000 nm, die Durchmesser stab- oder fadenförmiger Viren reichen etwa von 10–20 nm. Die Capsomeren sind so mit der spiraligen Nukleinsäure verbunden, daß ein Achsenkanal von wenigen nm Durchmesser gebildet wird. Beim Tabakmosaik-Virus beträgt er 4 nm.

Für die Ganghöhen ist bei vielen Pflanzenviren 3,4 nm bestimmt worden, die extremen Werte liegen bei 2,3 nm (Tabakmosaik-Virus) und 4,5 nm (Maize Mosaic Virus).

Die Zahl der pro Ganghöhe an die Nukleinsäure angelagerten Struktureinheiten liegt zwischen 7 (Narcissus Mosaic Virus) und 35 (Maize Mosaic Virus).

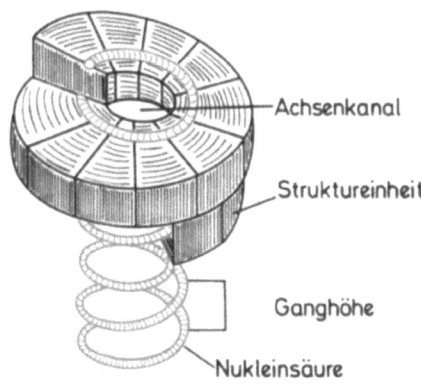

Abb. A 7. Helicales Pflanzenvirus

Einen anderen Virustyp mit spiraligem Nukleocapsid finden wir bei bestimmten umhüllten Viren. In ihnen sind die nukleinsäureschützenden Proteine nicht mehr lückenlos dicht gelagert wie bei den vorher beschriebenen stabförmigen Viren, den dadurch fehlenden Schutz liefert eine Hülle. Die Zahl der Proteine erhöht sich, und hinzu kommen verschiedene in der Hülle gelagerte Proteide. Die Form wandelt sich bei ihnen vom Stab zum Geschoß und zur Kugel. Zu diesem spiraligen, umhüllten Typ gehören Viren der Myxogruppe (z. B. Influenza-Virus), der Coronagruppe (z. B. Infektiöses Bronchitis-Virus), der Retragruppe (z. B. Rous Sarcoma Virus).

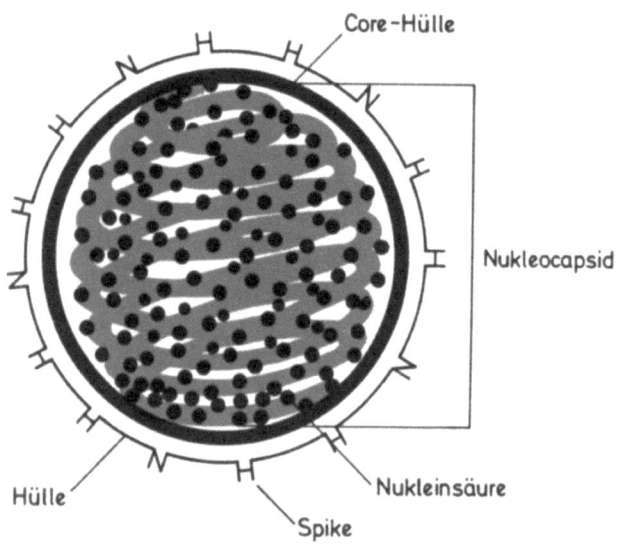

Abb. A 8. Myxovirus mit helicalem Nucleocapsid

Zum dritten Strukturtyp gehören die Viren mit polyederförmigem Capsid, das die typisch gelagerte Nukleinsäure — z. b. geschichtet in den Köpfen der T-Phagen, in Schleifen beim Adeno-Virus — fest umschließt. Vorherrschend ist das Ikosaeder. Es kann hüllfrei wie bei Viren der Picorna-, der Adeno- und Papovagruppe, oder von einer Hülle umgeben sein wie das Herpes simplex-Virus oder das Rubella-Virus aus der Familie Togaviridae. Die Formen der Capsomere sind ebenso verschieden wie die aus der Hülle herausragenden Spikes.

Als strukturelle Außenseiter können die quaderförmigen Viren der Pockengruppe mit ihrem komplexen Aufbau bezeichnet werden. Der spiralige Schwanz bestimmter Phagen gehört nicht zum Nukleocapsid, es ist ein Haft- und Injektionsorgan.

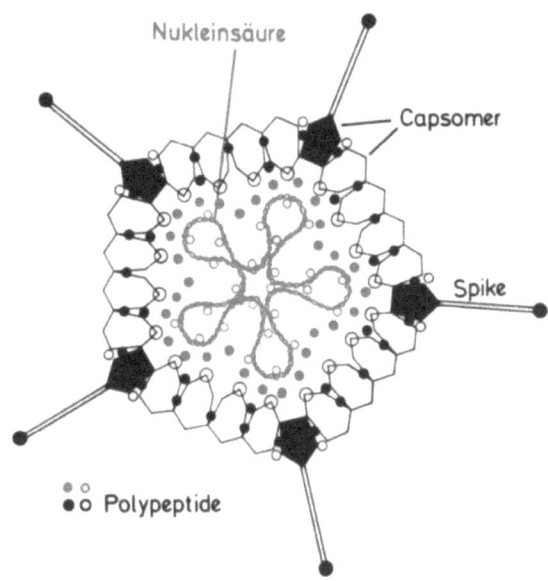

Abb. A 9. Struktur des hüllfreien ikosaederförmigen Adeno-2-Virions

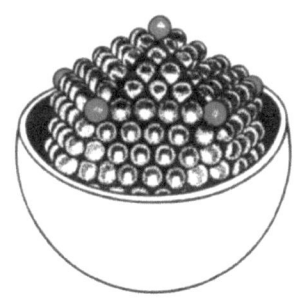

Abb. A 10. Umhülltes ikosaederförmiges Virion

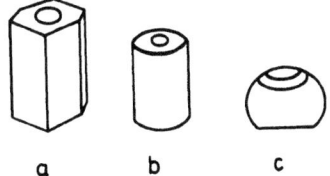

Abb. A 11 a–c. Capsomerformen. (a) Hexagonaler Hohlkörper des Herpes simplex-Virus, (b) Hohlzylinder des Adeno-Virus, (c) Ring des Polyma-Virus

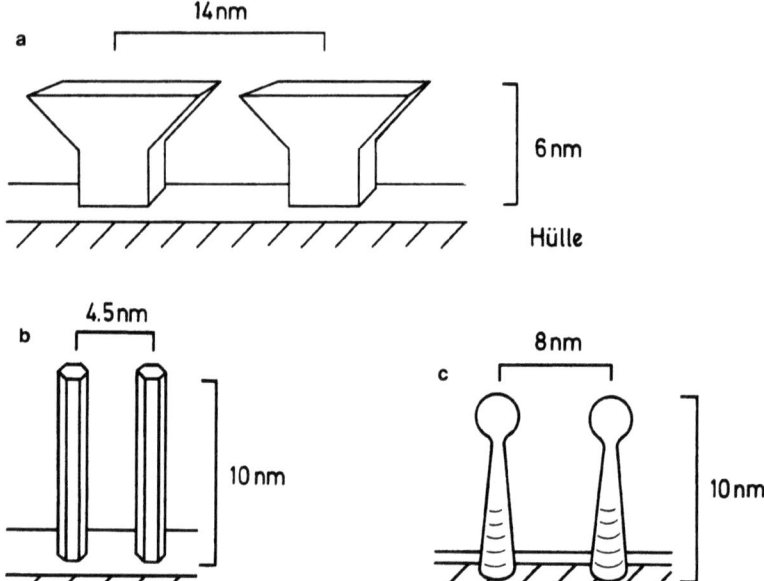

Abb. A 12 a–c. Spike-Formen. (a) Reticuloendotheliose-Virus, (b) Vesicular Stomatitis Virus, (c) Influenza-Virus

Tabelle A 4. Zahl der Virionproteine in Abhängigkeit von der Struktur

Virus	Größe in nm	Struktur	Anzahl der Proteine
Tabakmosaik	18 × 300	helical	1
Citrus Tristeza	11 × 2000	helical	1
Phage X 174	25	Ikosaeder	4
Poliomyelitis	28	Ikosaeder	5
Tollwut	80 × 180	spiralig, Hülle	5
Influenza	100	spiralig, Hülle	7
Herpes simplex	180	Ikosaeder, Hülle	33
Vaccinia	220 × 200 × 280	quaderförmig, Hülle	31

3. Capsid-Symmetrie

Die Symmetrielehre sagt etwas darüber aus, wie weit es durch Anlegen von Achsen oder Ebenen möglich ist, einen Körper in gleichwertige, deckungsgleiche Teile zu zerlegen. Auch bei Viren sucht man das durch Symmetrie beschreibbare Ordnungsprinzip zu erkennen, das für alle lebenden Organismen gilt und ein wesentlicher Teil der Kristallographie ist.

Läßt sich ein Körper durch Drehen um eine Achse in symmetrische Teile gliedern, so spricht man von **Dreh- oder Rotationssymmetrie**. Bei Viren mit einem Capsid, das aus 20 gleichseitigen Dreiecken besteht (gleichförmiges Ikosaeder), ist es möglich, in drei verschiedenen

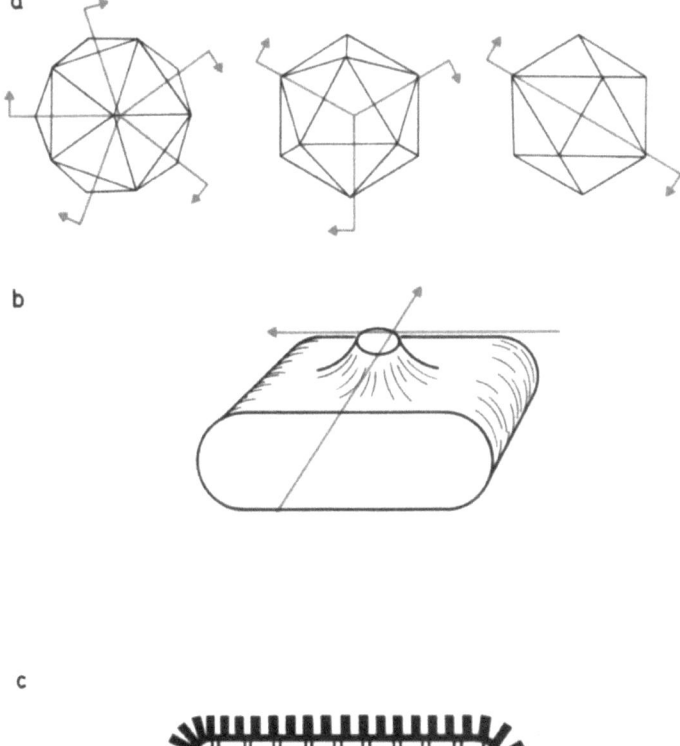

Abb. A13 a–c. Capsid-Symmetrie. (a) Rotations-Symmetrie, (b) bilaterale Symmetrie, (c) Spiegel-Symmetrie

Positionen zentrale Drehachsen anzulegen: Eine fünf-, eine drei- oder eine zweizählige. Im ersten Fall erhält man jeweils nach 72° Deckungsgleichheit, im zweiten nach 120° und nach 180° beim dritten.

Kann man einen Körper durch zwei Ebenen in spiegelbildlich gleiche Teile zerlegen, so heißt diese Symmetrie **bilateral**. Sie gilt z. B. für das quaderförmige Vaccinia-Virus.

Ist nur eine Ebene für zwei spiegelbildlich gleiche Teile möglich, dann liegt **Spiegelsymmetrie** vor. Ein Beispiel dafür sind die geschoßförmigen Viren der Rhabdogruppe.

Da die Helix asymmetrisch ist, täuschen die stab- und fadenförmigen Viren eine mögliche bilaterale Symmetrie vor. Sie lassen sich in gleichwertige und gleichgeformte Teile aber nur durch Schneiden in Scheiben zerlegen. So ist für die Köpfe der T-Phagen in Abhängigkeit von ihrer Form zwar Rotationssymmetrie oder bilaterale Symmetrie möglich, doch bleibt die Struktur des gesamten Phagen asymmetrisch.

III. Biochemie des Virions

Entsprechend der vielfältigen Virusmorphologie und Virusstruktur reicht die Chemie der Viren vom einfachen Nukleoproteid bis zum komplexen Virion, das sich aus vielen Komponenten zusammensetzt. Als Beispiel eines einfachen Virions kann das Tabakmosaik-Virus genannt werden, dessen Nukleinsäurestrang von etwa 2130 Struktureinheiten eines einzigen Proteintyps mit dem Molekulargewicht 17 500 Dalton umgeben ist. Im komplexen Vaccinia-Virus dagegen finden wir neben der doppelsträngigen Nukleinsäure 31 Proteintypen mit Molekulargewichten zwischen 8000 und 130 000, verschiedene Lipide und Kohlenhydrate. Erwähnt man weiterhin noch die als Polyamine bezeichneten Decarboxylierungsprodukte von Aminosäuren, so sind alle biochemischen Stoffgruppen genannt, die bisher in Virionen gefunden wurden.

1. Nukleinsäuren

Jeder Virustyp besitzt seine charakteristische Nukleinsäure als Desoxyribonukleinsäure (DNS oder DNA) oder als Ribonukleinsäure (RNS oder RNA). Die Nukleotide weichen nur bei den geradzahligen Bakteriophagen an *Escherichia coli* vom Normalen ab. Bei ihnen tritt an die Stelle des Cytosins das **Hydroxymethylcytosin**. Charakterisiert werden die Virusnukleinsäuren nach ihrem Zuckeranteil und ihrem

Strukturyp als Einzel- oder Doppelstrang. Lassen sich die Basenverhältnisse A/T (oder U) = G/C = Purine/Pyrimidine = 1 nachweisen, so liegt die Nukleinsäure als Doppelstrang vor.

Tabelle A5. Charakterisierung viraler Nukleinsäuren

Virus	Desoxy-ribose	Ri-bose	Basenverhältnis in %					Nukleinsäuretyp
			A	G	U	T	C	
Tabakmosaik	0	+	30	25	26	0	19	RNA Einzelstrang
Influenza	0	+	22	20	36	0	23	RNA Einzelstrang
Reo	0	+	28	22	28	0	22	RNA Doppelstrang
Zytoplasmatisches Polyhedrosis	0	+	29	21	29	0	21	RNA Doppelstrang
Bakteriophage X 174	+	0	24	25	0	32	19	DNA Einzelstrang
Adeno-associated	+	0	21	27	0	27	26	DNA Einzelstrang
Herpes simplex	+	0	16	34	0	16	34	DNA Doppelstrang
Vaccinia	+	0	30	20	0	30	20	DNA Doppelstrang

Sie kommen als Einzel- oder Doppelstrang linear oder ringförmig vor. Da die Nukleinsäuren im Capsid nicht in ihrer Sekundärstruktur, sondern als Tertiärstruktur mit Windungen, Verdrehungen und Schleifen vorliegen, bedeutet linear oder ringförmig lediglich, daß nichtgebundene Enden vorhanden bzw. nicht vorhanden sind.

Tabelle A6. Strukturtypen viraler Nukleinsäuren

Virus	Nuklein-säure	Strukturtyp
Poliomyelitis	RNA	linearer Einzelstrang
Tabakmosaik	RNA	linearer Einzelstrang
Reo	RNA	linearer Doppelstrang
Parvo	DNA	linearer Einzelstrang
Adeno	DNA	linearer Doppelstrang
Bakteriophage fd	DNA	ringförmiger Einzelstrang
Papova	DNA	ringförmiger Doppelstrang

Tertiäre Strukturen der viralen Nukleinsäuren werden wahrscheinlich ebenso wie ihre Sekundärstrukturen über **Wasserstoffbrücken** geformt. Die Bindung der Nukleinsäureenden zu Ringen kann durch

Wasserstoffbrücken oder durch Elektronenpaare (kovalente Bindung) locker oder fest sein.

Unter den Stichworten „**terminal redundancy**" und „**circular permutation**" sind die theoretischen Vorstellungen über die Ringbildung viraler Nukleinsäuren zu finden. Terminale Redundanz und ringförmige Permutation bedeuten die Wiederholung einer Nukleotidsequenz an den entgegengesetzten Enden eines DNA-Doppelstranges und die Verbindung komplementärer Abschnitte zum ringförmigen Chromosom[2].

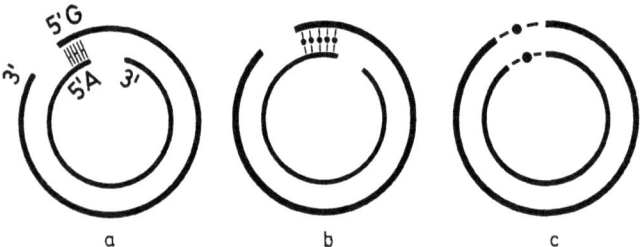

Abb. A 14 a–c. Ringbildung doppelsträngiger viraler Nukleinsäuren. (a) Wasserstoffbrückenbindung, (b) und (c) kovalente Bindung. 5'G/5'A-komplementäre Abschnitte (cohesive ends)

Der prozentuale Nukleinsäureanteil am Virion liegt etwa zwischen 1 % (Myxoviren) und 60 % (Bakteriophagen λ, T_2, T_4), das Partikelgewicht reicht von 1×10^6 bei einigen Pflanzenviren und Bakteriophagen bis 200×10^6 Dalton bei Viren der Pockengruppe. Neu entdeckte Formen nackter infektiöser RNA, **die Viroide**, zeigen Molekulargewichte unter 1×10^5 Dalton.

Der lineare DNA-Doppelstrang des T_2-Bakteriophagen ist 54 μ lang, der lineare RNA-Einzelstrang des Polio Virus etwa 2,3 μ.

Die Vorstellung von einem einzigen infektiösen Nukleinsäuremolekül im Virion mußte differenziertem Wissen weichen. So spricht man nicht mehr von Molekular-, sondern von Genomgewicht. Das **Virusgenom** vereinigt alle genetischen Informationen des Virions. Es kann in einem oder mehreren getrennten Molekülen vorliegen, ebenso aber auch in Segmente unterteilt sein, die über Wasserstoffbrücken lose verbunden und dadurch leicht teilbar sind. Nicht jedes Genom eines einzelnen Virions ist infektionsfähig. So benötigen z. B. einige kleine zu

---

[2] Diese Vorstellungen sind eingehend beschrieben in: Fraenkel-Conrat, H.: The Chemistry and Biology of Viruses. New York and London: Academic Press 1969.

den Parvo-Viren gehörende einsträngige DNA-Viren für ihre Vermehrung die Hilfe eines sich vermehrenden Adeno-Virus, das man als **Helfer-Virus** bezeichnet. Dieses Helfervirussystem bezieht sich auf Viren, zwischen denen es keine antigenen und chemischen Beziehungen gibt.

Tabelle A 7. Virusgenome

Virus	Nuklein-säure	Charakter
Tabakmosaik	RNA	+Strang, 1 Molekül
Poliomyelitis	RNA	+Strang, 12 Segmente
Newcastle Disease	RNA	−Strang, 1 Molekül
Influenza	RNA	−Strang, 6–7 Segmente oder Moleküle
Reo	RNA	Doppelstrang in 10–12 Segmenten oder Molekülen
Brome Mosaic	RNA	Geteiltes Genom in 3 Partikeln
Densonucleosis	DNA	+ und −Strang in getrennten Virionen

Eine besondere Form sich bei der Infektion einer lebenden Zelle helfender Viren ist bei einigen Pflanzenviren zu finden. Deren infektionsfähiges Genom verteilt sich auf verschiedene Partikeln des gleichen Virustyps. Da sie sich nur kooperativ zum kompletten Virion neu bilden können, bezeichnet man sie als **Coviren**, ihr Genom als geteiltes. Bisher sind Covirus-Genome bekannt, die sich bis auf fünf Partikel verteilen (Alfalfa Mosaic Virus).

Tabelle A 8. Virionen mit unvollständigem Genom

Typ	Virus
Helfervirus	Adeno-associated viruses Einzelne Stämme des Tobacco Necrosis virus
Viren mit geteiltem Genom (Coviren)	Cowpea Mosaic-Virusgruppe Tobacco Rattle-Virusgruppe Alfalfa Mosaic-Virusgruppe Brome Mosaic-Virusgruppe

Wird ein Abhängigkeitsverhältnis experimentell induziert, indem bestimmte Virusfunktionen ausgeschaltet werden, so nennt man das hilfsbedürftige Partikel **defekt**.

Bei RNA-Viren unterscheidet man noch zwischen Virionen mit **Minus-** und **Plusstrang**. Als Plusstrang gilt das infektionsfähige, auch zur Transkription befähigte Virusgenom, zum Minusstrang muß dagegen zuvor der komplementäre Plusstrang gebildet werden.

2. Proteine

Trägt die Nukleinsäure alle Informationen für die identische Replikation von einer Virusgeneration zur anderen, so sind mit den Proteinen — dem Hauptbestandteil des Virions — vier wesentliche, aber verschiedene Funktionen verbunden:
- Sie schützen die Nukleinsäure,
- binden über Rezeptorproteine das Virion an den geeigneten Wirt,
- wirken in Form von Enzymen entscheidend bei der Virusvermehrung mit und
- „ermöglichen" als Immunogene (Antigene) dem Menschen den immunologischen Nachweis sowohl des Virions als auch einzelner Virionkomponenten in ihrem Wirt.

Die nukleinsäureschützende Aufgabe erfüllen sie in den verschiedensten Formen. Sie reichen von den Capsidproteinen über nukleinsäurebindende Proteine bis zu den Bestandteilen der Hülle, in denen das Protein mit Kohlenhydraten, mit Lipiden oder mit Phosphatiden zu Glykoproteiden, Lipoproteiden bzw. Phosphoproteiden verbunden oder vergesellschaftet ist.

Tabelle A 9. Prozentuale Aufteilung der Virion-Strukturproteine

| Virus | Capsid- oder Membranproteine | | Glykoprotein |
	nukleinsäure-gebunden	nicht nukleinsäure-gebunden	
Tabakmosaik	100		
Toga-Gruppe	25		75
Myxo-Gruppe	18,5	40	38,2
Rhabdo-Gruppe	30	29	34

Capsidproteine sind Hauptbestandteil des Virions, sie sind mit der Nukleinsäure oft durch weitere Proteine verbunden. Die Nukleocapsidproteine sind Träger der **gruppenspezifischen Antigenität.**

Nicht mit der Nukleinsäure, aber mit dem Capsid verbunden sind die Proteine der Hülle. Auch sie machen einen erheblichen Teil des Virions aus. Besteht die Hülle aus Schichten, so wird die dem Capsid zugewandte Schicht oft **Matrixprotein** genannt.

Hüllproteine und die außerhalb der Hülle liegenden Proteine der Spikes, in denen bei bestimmten Viren die Neuraminidase und das Hämagglutinin lokalisiert ist, haben **typenspezifische antigene Eigenschaften**.

Die Virusbindung an **Rezeptoren** der Wirtszelle bewirken verschiedene Proteine. Da die Proteinschichtung der hüllfreien zu den spiketragenden Virionen vom Protein über das Lipoprotein zum Glykoprotein verläuft, müssen alle drei Proteine auch als Reaktionspartner zellulärer Virusrezeptoren in Betracht kommen können. Reine Proteine sind z.B. die Haftorgane der Bakteriophagen, Glykoproteine die Spikes umhüllter Viren. Fehlt die rezeptorbindende Viruskomponente, so ist eine natürliche Infektion nicht möglich, wohl aber die künstliche mit Hilfe isolierter Virusnukleinsäure. Ein besonders extremer Fall ist die auf Primatenzellen fixierte Wirtsspezifität des Poliomyelitis-Virus und die erhebliche Ausweitung des Wirtsspektrums mit isolierter Nukleinsäure.

Die Virusbestandteile als Antigene werfen viele Probleme auf, die besonders unter den Gesichtspunkten Virusnachweis und Impfstoffherstellung behandelt werden. Diese Probleme werden um so komplizierter, je mehr Proteinkomponenten ein Virus besitzt. Einen Eindruck von der Vielfalt viraler Proteine soll die Tabelle A 10 vermitteln. Gezählt sind nur die Virionproteine, bei der Infektion werden weitere induziert; so z.B. bei der Vaccinia-Virus-Infektion 17. Wenn auch die angegebenen Zahlen von 1–33 und die Molekulargewichte von 7000 bis 275 000 Dalton reichen, so haben doch die meisten Viren weniger als 10 Proteine, und am häufigsten kommen Molekulargewichte zwischen 14 000 und 50 000 Dalton vor.

Tabelle A 10. Proteine bei verschiedenen Viren

Virus	Zahl	Molekulargewichte (Dalton)
Tabakmosaik	1	17 500
Kartoffel X	1	27 000
Alfalfa Mosaic	9	24 800–29 000
Bakteriophage λ	10	12 000–130 000
Bakteriophagen T-even	30	15 000–140 000
Poliomyelitis	4	7 300–35 000
Masern	6	46 000–76 000
Influenza	8	22 000–90 000
Vaccinia	31	8 000–130 000
Herpes simplex	33	23 000–275 000

In der Regel unterscheiden sich Viren eines Typs im Proteinaufbau nur geringfügig, nahe Verwandte oft nur in ein oder zwei Aminosäuren, doch gibt es auch Ausnahmen wie bei der Tabakmosaik-Virusgruppe, deren Aminosäuresequenzen Unterschiede von mehr als 50 % zeigen können.

Die Analyse viraler Proteine umfaßt:
- Aminosäureanalyse,
- Bestimmung der Protein-Endgruppen,
- Bestimmung der Protein-Grundeinheiten,
- Bestimmung der Aminosäuresequenzen.

Aminosäureanalysen viraler Proteine zeigen das gleiche quantitative und qualitative Vorkommen der Aminosäuren wie in anderen Proteinen.

Bei der Protein-**Endgruppenbestimmung** wird zwischen dem **N-** und **C-Terminal** unterschieden. Das NH_2-Ende der Peptidkette ist das N- und das **COOH**-Ende das C-Terminal.

Die Terminalreste können chemisch oder enzymatisch bestimmt werden. Die enzymatischen Bestimmungen werden mit zwei Pankreas-Carboxypeptidasen, einer aus Citrus und anderen Pflanzen und einer Carboxypeptidase aus Hefe durchgeführt. Diese vier Enzyme wirken verschieden, aber sie bauen alle vom C-Terminal ab.

Die Analyse vom N-Terminal her erfolgt chemisch über die freien NH_2-Gruppen, die oft und besonders bei Pflanzenviren mit der Acetylgruppe (CH_3CO-) acyliert sind.

Die Charakterisierung der Grundeinheit jedes einzelnen Virusproteins ist vor allem eine Bestimmung seines Molekulargewichtes. Unterschiedliche Größenangaben sind oft die Folge verschieden angewendeter Methoden.

Die **Aminosäuresequenz** wird durch das Virusgenom bestimmt. Zu den Disulfid-, Wasserstoffbrücken- und hydrophoben Bindungskräften in und zwischen den Proteinmolekülen kommen weitere Ionenverbindungen zur Stabilisierung des Capsids. Es handelt sich dabei vor allem um die von einer Aminogruppe der Proteinkette mit einem Phosphatteil eines Nukleotids geschlossene Bindung, deren Kräfte offensichtlich stärker sind als die zwischen den Protein-Grundeinheiten.

Zu dem Proteinanteil der Viren gehören auch die **Enzyme**. Vor wenigen Jahren nahm man noch an, das 1947 im Influenza-Virus gefundene Enzym Neuraminidase sei eine Ausnahme. Inzwischen wurden in vielen DNA- und RNA-Viren aller Bereiche verschiedene Enzyme gefunden, die sich in zwei Gruppen gliedern lassen. Einmal sind es Enzyme, die mit Membranen von Zellen reagieren und so für das Virus eine Bedeutung beim Eindringen oder Verlassen der Wirtszelle haben. Eine weitere, weit größere Gruppe viruseigener Enzyme wirkt in der Synthesephase des Vermehrungszyklus mit.

Zu den membranaktiven Enzymen gehört das **Lysozym** in Bakteriophagen. Es ist eine Hydrolase, die das Stützgerüst der Bakterienzellwand, das Glykoprotein Murein, spaltet.

Myxoviren enthalten das Enzym **Neuraminidase**, das bestimmte neuraminsäurehaltige Membranstrukturen mit Rezeptoreigenschaften spaltet, indem es die glykosidische Bindung zwischen der Ketogruppe der Neuraminsäure und der D-Galactose oder dem D-Galactosamin trennt.

In der Synthesephase wirkende isolierte Enzyme gehören zu den Polymerasen, Transkriptasen, Nukleasen und Ligasen.

Darüber hinaus wurden auch Proteinkinase und ATPase isoliert. Eine Zusammenfassung entdeckter Virionenzyme gibt die Tabelle A 11.

Tabelle A 11. Viruseigene Enzyme

Enzym	Isoliert von
Lysozym	T-even Bakteriophagen
Neuraminidase	Myxoviren
Ligase	Bakteriophage T 7
Nuklease	Bakteriophage T 7, Pockenviren, Oncornaviren, SV 40
DNA-Polymerase	Bakteriophage T 7, Hepatits B
RNA-abhängige DNA-Polymerase (reverse Transkriptase)	Oncornaviren, Visna-Virus
RNA-Polymerase	Bakteriophage T 7 und Qβ, Pockenviren, Reoviren, Myxoviren, Rhabdoviren, Tipula iridescent Virus
Protein-Kinase	Tollwutvirus, Oncornaviren
ATPase	Pockenviren, Oncornaviren

3. Lipide

Obwohl Lipide zu den wesentlichen Virusbestandteilen gehören, gibt es über sie nur wenig quantitative Angaben.

Lipide sind bei all den Viren zu finden, deren Capsid von einer Hülle umgeben ist. Das gilt besonders für viele animalische Viren, deren Lipidanteil von 5 % beim Vaccinia-Virus bis über 50 % beim Eastern equine Encephalitis Virus reicht. Viruslipide sind mit Protein oder Polysacchariden zu Lipoproteinen oder Glykolipiden verbunden, sie gehören zum größten Teil zu den Phospholipiden, doch werden auch Cholesterin und Triglyceride gefunden.

Da sich viele Viren in der Endphase ihrer Vermehrung mit zelleigenem Material umhüllen, hat die Zusammensetzung ihrer Lipide oft einen direkten Bezug zu denen der Wirtszelle. Das bedeutet ungleiche Lipidanteile des gleichen Virus, wenn es in verschiedenen Wirten gezüchtet wird.

Es gibt aber auch Viren — das Sindbis-Virus ist ein Beispiel dafür —, in deren Genom die Lipide so fixiert sind, daß ihre Anteile vom Wirt unabhängig sind.

Tabelle A 12. Lipidgehalte verschiedener Viren

Virus	Gesamt	Lipide in %		
		Cholesterin	Triglyceride	Phospholipide
Vaccinia	5	1,2	1,7	2,1
Tipula iridescent	9			
Bakteriophage PM 2	13			12,0
Influenza	19	6,5	0	12,5
Vesicular Stomatitis	20			
Potato yellow Dwarf	20			
Herpes simplex	22			
Hühnerpest	25			
Sindbis	28	7,0		21,0
Eastern equine Encephalitis	54			

4. Kohlenhydrate

Außer den in den Nukleinsäuren aller Viren enthaltenen Ribosen bzw. Desoxyribosen haben viele Viren darüber hinaus noch andere Bauelemente aus Kohlenhydraten.

So wurde in den Köpfen der T-even-Phagen Glucose oder Gentiobiose gefunden, in den Hüllen animalischer und pflanzlicher Viren komplexe Polysaccharide, die an Protein oder Lipide gebunden sind und aus Fucose, Galactose, Glucosamin und Mannose bestehen.

In den Bakteriophagen sind die Kohlenhydrate an die DNA gebunden, die dadurch offensichtlich gegen Nukleasen besser geschützt ist. Bei animalischen Viren haben die Spikes Glykoproteincharakter. Dies sind die Träger des Hämagglutinins und der Neuraminidase und damit die Viruskomponenten, die für die Bindung an und die Lösung von der Wirtszelle zuständig sind. Einige Viren — z. B. das Vesicular

Stomatitis Virus — haben in ihrem Glykoprotein N-Acetylneuraminsäure.

Tabelle A 13. Kohlenhydratgehalte verschiedener Viren

Virus	Kohlenhydrat in %
Bakteriophage PM 2	Spuren
Vaccinia	< 1
Rous Sarcoma	1–2
Wheat striate Mosaic	3
Newcastle Disease	7
Influenza	8
Vesicula Stomatitis	13

5. Polyamine

Zu den in vielen Viren in Spuren vorhandenen Stoffen zählen neben vor allem in Pflanzenviren gefundenen metallischen Kationen die Polyamine Putrescin und Spermidin. Welche Bedeutung sie für das Virion oder für die Virusvermehrung haben, ist unbekannt.

Nachweisbar waren die Polyamine in Bakteriophagen, im Influenza-Virus, Newcastle Disease Virus und Herpes-Virus sowie im Turnip yellow Mosaic Virus.

IV. Klassifizierung der Viren

Die Vorstellungen darüber, wie man die Viren ordnen sollte, haben sich im Laufe der Zeit mit neu gewonnenen Erkenntnissen mehrmals geändert.

Die Klassifizierung nach ihrer Organ- oder Gewebespezifität war in dem Augenblick überholt, als man feststellte, daß sich gleiche Viren in ganz verschiedenen Organen vermehren können.

Die Aufteilung nach ihrem Nukleinsäuretyp und zusätzlichen physikalisch-chemischen Gesichtspunkten wie Säureempfindlichkeit und Verhalten gegenüber Äther u. a. m. diente nur solange einer besseren Übersicht, als die Zahl einzuordnender Viren noch relativ gering war.

Als mit Hilfe vor allem der Zellkulturtechniken die Zahl der Viren so rasch anstieg, daß jedes regionale Bemühen Ordnung weder herstellen noch halten konnte, kam es mit Hilfe vieler Organisationen 1966 zur Bildung eines internationalen Komitees über die Virusnomenklatur, deren Mitglieder von den nationalen Mikrobiologischen Gesellschaften nominiert worden waren. Die Vorschläge der eingesetzten Subkomitees, die ständig überprüft werden, finden internationale Anerkennung.

Als wesentliche Kriterien der Klassifizierung, die in vier Paaren einer Kurzbezeichnung (Kryptogramm) geordnet sind, gelten der Nukleinsäuretyp, das Gewicht des Genoms, der Nukleinsäureanteil am Virion, die Form des Virions und des Nukleocapsids sowie der natürliche Wirt und der Übertrager.

Danach bedeutet das Influenza-Virus-Kryptogramm R/1:2 − 4/1:S/ E:V/0, daß es sich um ein einsträngiges Ribonukleinsäurevirus mit einem Genomgewicht zwischen 2 und 4 Mill. Dalton handelt; der prozentuale Anteil der Nukleinsäure beträgt 1 %. Das sphärische Virion hat ein längliches Nukleocapsid und parallele Seiten mit abgerundeten Ecken. Viruswirte sind Vertebraten, Überträger sind unbekannt.

Als anerkannte Regeln gelten u. a.:
- Das z. B. in der Bakteriologie angewendete Prioritätsrecht der Namensgebung gilt in der Virologie nicht.
- Personennamen werden nicht verwendet.
- Angestrebt wird eine lateinische Bezeichnung.
- In der **Spezies** werden Viren mit gleichen Eigenschaften zusammengefaßt (Endung ...-Virus).
- Das **Genus** vereinigt Spezies mit übereinstimmenden Eigenschaften (Endung ... virus).
- Verschiedene Genera mit gemeinsamem Charakter vereinigt die **Familie**, die auf -viridae endet.

Verwandtschaftsbeziehungen werden vor allem immunologisch, sequenzanalytisch und mit Hilfe von Hybridisierungstechniken geprüft.

Immunologische Methoden werden im Teil B (S. 86) behandelt.

Für **Sequenzanalysen** stehen neben **Exonukleasen** viele **Endonukleasen** zur Verfügung, die **Restriktionsenzyme** genannt werden. Sie schneiden DNA an bestimmten Stellen und liefern so charakteristische Teilstücke, die vergleichbar und weiter analysierbar sind.

Die **Hybridisierungstechniken** beruhen
- auf der Möglichkeit, Nukleinsäuredoppelstränge experimentell voneinander zu lösen,
- auf der Fähigkeit der Nukleotide eines Einzelstranges, sich mit den Komplementärnukleotiden des anderen stabil zu verbinden sowie
- auf der Nukleaseresistenz doppelsträngiger Nukleinsäuren.

Die Hybridisierung ist mit DNA- DNA-, DNA- RNA- und mit RNA- RNA-Einzelsträngen möglich, wenn ein Abschnitt von mindestens 20 Nukleotiden einen komplementären Partner findet.

```
                      CH3
             -C-T-T- A - A↓G- -5'
Eco RI:
         5'--G↑A- A- T - T - C -
                   CH3

             -C-A- A↓T- T - C - -5'
Hpa I:
         5'--G- T- T↑A- A - C -

                              CH3
             -T-T-C-G- A↓A- -5'
Hind III:
         5'--A↑A- G- C - T - T -
              CH3
```

Abb. A15. Schnittpunkte einzelner Restriktionsenzyme. *Eco*: Isoliert aus *Escherichia coli*, *Hpa*: Aus *Hämophilus parainfluenzae*, *Hind*: Aus *Hämophilus influenzae*

Gelöst werden die Doppelstränge durch Hitze (**Hitzedenaturierung**), während der Abkühlung binden sich komplementäre Einzelstränge bzw. Abschnitte wieder aneinander (**Renaturierung**). Die Festigkeit der Bindung hängt u. a. von dem **G+C-Gehalt** des Hybrids ab. Das Ausmaß der Übereinstimmung zweier Einzelstränge zeigt sich in der Länge der stabilen Doppelbindung, die über Radioaktivitätsmessungen oder mit dem Elektronenmikroskop bestimmt werden kann.

Im folgenden wird unterteilt in animalische Viren, Pflanzenviren, Viren an Protisten und Viroide.

1. Animalische Viren

In dieser Gruppe werden die im Menschen und in Tieren vorkommenden Viren zusammengefaßt. Aus der Tabelle A14 sind die bisher bekannten, für die Klassifizierung wesentlichen Merkmale der einzelnen Genera oder Familien zu entnehmen.

a) Adenoviridae

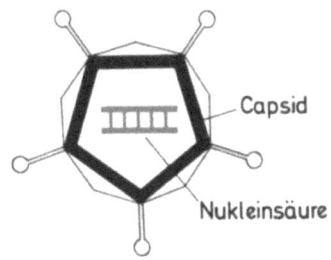

Tabelle A 14. Familien oder Genera der animalischen Viren

Name	Nuklein-säuretyp	Genom-gew. in Dalton $\times 10^6$	Nuklein-säure-anteil am Virion in %	Struktur des Virions	Struktur des Nukleocapsids	Größe d. Virions in nm	Hülle
Adenoviridae	D/2	20–25	12–14	Ikosaeder		70–90	0
Parvoviridae	D/1	1,2–1,8	35	Ikosaeder		18–22	0
Herpetoviridae	D/2	54–92	7	rund	Ikosaeder	150	+
Poxviridae	D/2	160	3–7,5	Ziegelstein	komplex	390×200 ×100	+
Papovaviridae	D/2	3–5	7–15	kubisch		43–53	0
Picornaviridae	R/1	2,6	30	Ikosaeder		25–30	0
Orthomyxoviridae	R/1	2–4	1	rund	spiralig	90–120	+
Paramyxoviridae	R/1	4–8	1	rund	spiralig	150	+
Coronaviridae	R/1	?	?	rund bis pleiomorph	spiralig	80–160	+
Rhabdoviridae	R/1	3,5	2	bazillen- bis geschoßförmig	spiralig	70×130 –220	+
Togaviridae	R/1	3–4	4–8	rund	Ikosaeder	30–80	+
Retroviridae	R/1	10–12	1,5	rund	spiralig	80–120	+
Reoviridae	R/2	13–18	16–30	kubisch oder ikosaederförmig		60–80	0
Arenaviridae	R/1			rund		90–220	+
Bunyavirus	R/1	6		rund	spiralig	60–120	+
Baculoviridae	D/2	80–100	8–15	bazillenförmig		40×70× 250–400	+
Iridovirus	D/2	130	15–20	Ikosaeder		130	0
Zytoplasmatisches Polyhedrosisvirus	R/2	12–20		Ikosaeder		60	0

Typisch für die Adenoviren sind die an den 12 Ecken des aus 252 Capsomeren bestehenden Nukleocapsids herausragenden Fühler (fibers). Isoliert wurden bisher 33 humanpathogene Typen. Zu den von ihnen verursachten und in der Regel milden Erkrankungen gehören u. a. chronische Infektionen von Gaumen- und Rachenmandeln, Pneumonien, Exantheme, Gastroenteritis und Konjunktivitis. Die Inkubationszeiten liegen zwischen 4 und 7 Tagen. Zehn dieser humanpathogenen Typen sind in unterschiedlichem Grade onkogen für Hamster und Ratten und transformieren darüber hinaus Zellkulturen.

Weiter gehören zu den Adenoviren 18 Typen des Affen und 7 Typen des Rindes, von denen 11 bzw. 3 onkogene Eigenschaften besitzen. Beim Hund finden wir den Erreger der Hundehepatitis, weitere Typen wurden vom Schwein, Hund, Pferd und der Maus isoliert. Adenoviren lassen sich in Zellkulturen vermehren; in ihnen zeigen sie typische zellzerstörende Wirkungen, die man zytopathische Effekte nennt.

b) Parvoviridae

Parvoviren sind kleine ikosaederförmige einsträngige DNA-Viren, die nicht nur vom Menschen, sondern auch von Tieren wie der Ratte, Maus, Hamster, Schwein, Rind und Geflügel isoliert wurden.

Sie werden in ein infektionsfähiges und ein defektes Genus unterteilt. Da die Spezies mit defektem Genom für ihre Vermehrung die Hilfe von Adenoviren in Anspruch nehmen, wurden sie in dem Genus **„Adeno-assoziierte Viren"** zusammengefaßt.

Die jetzt gültige Klassifizierung trennt die Spezies der Vertebraten befallenden Erreger als Genus **Parvovirus** vom Genus **Densovirus**, zu dem die entsprechenden Viren von Insekten gehören.

c) Herpetoviridae

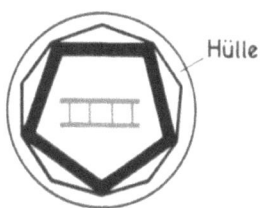

In dieser Familie sind Viren vereinigt, deren Wirt vom Vertebraten bis zum Thallophyten und deren Krankheitssymptome vom harmlosen Fieberbläschen des Menschen bis zum Tumor bei Menschen und Tieren reicht.

Der Prototyp ist die Spezies Herpes simplex-Virus des Menschen, dessen serologische Typen in zwei Gruppen unterteilt werden, HSV 1 und HSV 2.

Zu den Krankheitssymptomen, die durch Viren des serologischen Typs 1 verursacht werden, gehören Erkrankungen der Haut (Herpes labialis), des Auges (Herpes Keratitis) und des Zentralnervensystems (Herpes simplex Encephalitis). Mit Viren des Typs 2 verbindet man Erkrankungen der Genitalien (Herpes genitalis) und Infektionen des Föten, die die Zeit von der frühen Schwangerschaft bis zur Geburt umfassen können.

Zu den gesicherten Tumorviren dieses Genus gehören z.B. das Epstein-Barr-Virus als dem Erreger der infektiösen Mononukleose und des Burkitt-Lymphoms beim Menschen, das Marek Disease Virus bei Hühnern und das Frog Virus 4 bei Fröschen.

Zu den häufig vorkommenden und nicht harmlosen Herpesviren gehören ferner der Erreger der Windpocken (Varizellen), der Gürtelrose (Varizellen/Herpes zoster) und das Zytomegalie-Virus, das beim Menschen nicht nur in den Speicheldrüsen lokalisiert, sondern auch generalisiert vorkommen kann.

Ein bedeutendes Charakteristikum vieler Herpesviren ist ihre Fähigkeit, in den verschiedensten Organen persistieren zu können.

Von bisher 33 entdeckten Proteinen des Herpes simplex-Virus sind nur 6 Nukleocapsidproteine, während die anderen meist als Glykoproteine der Hülle zuzurechnen sind.

Viren, deren Morphologie den Spezies der Herpesviren gleicht, wurden auch in Mollusken (Weichtiere) und Algen gefunden.

d) Poxviridae

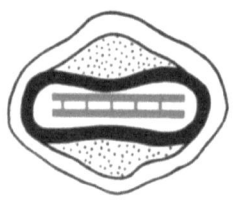

Die Familie der Pockenviren umfaßt sechs Genera. Allen Pockenviren ist ihre Brikettform mit zwei Seitenkörpern, ihre komplexe Innenstruktur mit mehreren Membranen, ihre Größe — es sind die größten animalischen Viren — und ihre Replikation in Produktionsstätten des Zytoplasmas gemeinsam.

Für die weitere Aufgliederung prüft man ihre Ätherempfindlichkeit, ihre Bindungsfähigkeit an Erythrozyten, das Wirtspektrum und die Antigenbeziehungen.

So findet man alle hämagglutinierenden Viren der Familie im bedeutendsten Genus **Orthopoxvirus**. Weitere vier Genera sind diejenigen mit den Wirten Geflügel, Huf- und Klauentiere, Nagetiere und Arthropoden, von denen allein bis 31 Spezies bekannt sind. Das sechste Genus umfaßt die **Parapoxviren**, die gemeinsame antigene Eigenschaften besitzen, sich nicht im Hühnerembryo vermehren lassen und kein gemeinsames Wirtstier haben. Dazu gehören die Erreger der Dermatose beim Schaf, der Rinderstomatitis und des Melkerknotens.

Zum Orthopoxgenus gehören z. B. die Hauterkrankungen verursachenden Viren Vaccinia, Variola, Alastrim, Kuhpocken und die Ektromelie der Maus.

e) Papovaviridae

Die Familie umfaßt die zwei Genera **Papillomavirus** und **Polyomavirus**. Zum ersten Genus gehören Erreger aus den Spezies Mensch, Rind, Hund und Kaninchen mit der Fähigkeit zur Papillomainduktion. Zum Genus Polyomavirus gehört das Polyoma-Virus der Maus sowie das Vacuolating Virus des Affen und des Kaninchens. Das bekannteste Vacuolating Virus ist das des Affen, bekannt unter der Bezeichnung SV 40-Virus. Ein Vergleich der Sequenzanalysen zwischen einem beim Menschen verbreiteten zelltransformierenden und für Hamster kanzerogenen Virus BK und dem SV 40-Virus des Affen zeigen eine zwischen 10 und 20 % liegende Homologie ihrer DNA.

Gemeinsam ist den meisten Viren dieser Familie die Fähigkeit zur Zelltransformation und zur Tumorbildung in Hamstern, wobei Teile des Virusgenoms im Genom der Tumorzelle wiederzufinden sind.

Das Genom des SV 40-Virus gehört zu den bestuntersuchten, es besteht aus 5300 Nukleotidpaaren und ist zirkulär. Eine Variante dieses Virus verursacht beim Menschen die progressive multifokale Leukoencephalopathie (s. S. 111).

f) Picornaviridae

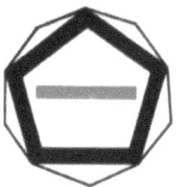

Dieser Name besagt, daß in dieser Familie kleine (pico) RNA-Viren zusammengefaßt sind. Unter Pflanzenviren und Bakteriophagen gibt es viele Viren des gleichen Aufbaues, doch dieser Name bezieht sich nur auf animalische Viren mit den Genera Entero-, Rhino- und Calicivirus. All diesen Viren ist die Form und Struktur gemeinsam: Ikosaeder, hüllfrei, einsträngige RNA, die direkt als m-RNA wirkt, kein Enzym nachweisbar, höchstens vier Proteine.

Zum Genus **Enterovirus** gehören die sich bevorzugt im Darmtrakt vermehrenden Polio-, Coxsackie- und ECHOviren (eine Kurzbezeichnung aus „enteric cytopathic human orphans").

Bei dem Poliomyelitis-Virus unterscheidet man die serologischen Typen 1, 2 und 3. Der Infektionsweg beginnt mit der oralen Virusaufnahme und einer Virusvermehrung im Intestinaltrakt. Daran anschließend kann es zu einer weiteren Virusausbreitung mit Schädigungen des Nervensystems kommen. Bevorzugte Wirte sind Mensch und Affe, doch wurden einzelne Stämme auch auf Labortiere (Maus, Hamster, Baumwollratte) übertragen.

Das Coxsackie-Virus läßt sich zu dem Poliomyelitis-Virus durch Infektion saugender Mäuse abgrenzen. Das unterschiedliche biologische Verhalten, insbesondere die abweichende Pathogenität der einzelnen Coxsackiestämme in Mäusen, führte zur Unterteilung in bisher 24 A- und 6 B-Typen.

Coxsackieviren sind insbesondere bei Kindern in der warmen Jahreszeit weit verbreitet und verursachen häufig uncharakteristische, mit Fieber verbundene Allgemeinerkrankungen. Dazu gehören Erkrankungen des Magen-Darm- und des Respirationstraktes. Als typische Coxsackieinfektion seien die Bornholmer Erkrankung (Synonym Pleurodynie: Muskelschmerzen im Bauch- und Brustbereich) sowie die Herpangina und Myokarditis bei Kleinkindern genannt. Durch Coxsackieviren verursachte Meningitiden sind nicht selten. Über die mögliche Beteiligung von Coxsackiviren an der Entstehung des Diabetes mellitus durch Zerstörung der B-Zellen in den Langerhans-Inseln des Pankreas gibt es widersprüchliche experimentelle Ergebnisse.

Die Spezies ECHOvirus umfaßt Stämme, die weniger neuropathogen sind als Polioviren und sich von den Coxsackieviren darin unterscheiden, daß sie für Mäuse nicht pathogen sind.

Die Bezeichnung „orphans" deutet noch darauf hin, daß man lange nicht wußte, welche typischen Krankheitsbilder mit ihnen verbunden sind. Die festgestellte Zytopathogenität beschränkte sich lange Zeit auf Zellkulturen.

Inzwischen kennt man 30 serologische Typen. Durch sie verursachte Krankheitsbilder sind: Erkrankungen des Nervensystems und des oberen Atemtraktes, Enteritis sowie mit Exanthemen verbundene fieberhafte Erkrankungen.

Den humanen Typen sind noch Stämme zuzufügen, die bei Rindern, Affen und Schweinen (Schweinelähme = Teschen-Virus) isoliert worden sind.

Zu den **Rhinoviren** gehören bisher mindestens 90 humane Serotypen, hinzu kommen gleiche Erreger bei Pferd und Rind sowie 7 Typen des Maul- und Klauenseuche-Virus, die Rinder, Kälber, Schweine, Antilopen, Hirsche, Rehe und andere Wiederkäuer befallen. Die Schwere der Maul- und Klauenseucheerkrankungen liegt weniger in der Virusinfektion begründet als vielmehr in der möglichen nachfolgenden Besiedlung der durch Viren zerstörten Gewebe mit pathogenen Bakterien.

Zur Spezies **Calicivirus**[3] zählen Viren, die bläschenförmige Exantheme verursachen. Dazu gehört das Vesicular Exanthema Virus der Schweine.

g) Myxoviren[4]

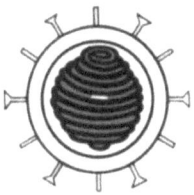

---

[3] Vom lateinischen calix für Knospe oder Kelch.
[4] Vom griechischen myxos für Schleim.

Als Myxoviren bezeichnet man ganz allgemein umhüllte RNA-Viren mit spiraligem Nukleocapsid und der Fähigkeit, mit bestimmten Erythrozyten eine vorübergehende Bindung einzugehen. Diese als Hämagglutination bezeichnete Reaktion ist an bestimmte Spikes der Virushülle gebunden.

Myxoviren haben vorherrschend eine runde, gelegentlich aber auch eine gestreckte oder polymorphe Virionform. Da sie im Brutei leicht züchtbar und über die Hämagglutination und serologische Teste leicht nachweisbar sind, zählen sie zu den am meisten und besten untersuchten animalischen Viren. Man unterteilt sie in zwei Familien, Orthomyxo- und Paramyxoviridae.

Orthomyxoviridae. Die Familie besteht aus den Genera **Influenzavirus A, B und C.**

Die aus der doppelschichtigen Lipidhülle herausragenden Spikes tragen in einer Form die hämagglutinierenden Eigenschaften, in der anderen ein **rezeptorzerstörendes Enzym (RDE)**. Die Unterteilung in A-, B- und C-Typen beruht auf unterschiedlichem immunologischen Verhalten und anderen Merkmalen.

So lassen sich A-, B- und C-Stämme in der Komplement-Bindungs-Reaktion (KBR, s. S. 88) erkennen; Viren des Typs C haben eine geringere Dichte als A- und B-Stämme; A- und B-Stämme besitzen Neuraminidase als RDE, C-Stämme ein anderes noch nicht definiertes Enzym mit ähnlichen Eigenschaften.

Viren des Typs A werden beim Menschen, im Schwein und Pferd sowie bei Geflügel (Klassische Geflügelpest) gefunden, B- und C-Typen dagegen nur beim Menschen. Alle Viren dieser Familie sind vorwiegend Erreger von Erkrankungen der Atemwege. Dabei werden aus lokalen A-Infektionen leicht Epidemien oder sogar Pandemien. Der Grund für dieses unterschiedliche Infektionsverhalten der A- gegenüber B- und C-Stämmen liegt u. a. auch im ständigen Wandel der immunologischen Eigenschaften der A-Stämme (s. S. 108), die auf eine sich ebenso ständig ändernde immunologische Abwehrlage der Bevölkerung treffen.

Paramyxoviridae. Die Abgrenzung zu den Viren der Familie Orthomyxoviridae ergibt sich aus dem Unterschied in serologisch nachweisbaren Eigenschaften sowie ihrem Mindestdurchmesser von 150 nm, und bei einigen läßt sich weder Neuraminidase noch Hämagglutinin nachweisen.

Die Viren dieser Familie werden in die Genera Paramyxo-, Morbilli- und Pneumovirus unterteilt.

Zum Genus **Paramyxovirus** gehört das Virus der Atypischen Geflügelpest (Newcastle Disease Virus), das Mumps-Virus sowie die

Parainfluenzaviren 1–4, die menschenpathogen sind und in allen Altersgruppen Erkältungskrankheiten verursachen, die endemisch verlaufen können.

Das Genus **Morbillivirus** umfaßt das Masern-Virus, das Rinderpest-Virus und das Virus der Hundestaupe. Alle drei Spezies stehen in immunologischer Beziehung zueinander.

Zu den **Pneumoviren** gehört das beim Menschen und in Rindern vorkommende Respiratory syncytial Virus und das Pneumonie-Virus der Mäuse. Das RS-Virus ist bei Erwachsenen oft Ursache des Schnupfens, während bei Kindern die Symptome von der Bronchitis bis zur Pneunomie reichen.

h) Coronaviridae[5]

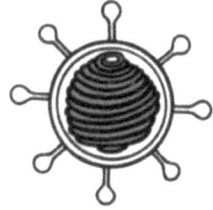

Aus der Familie wurden bisher lediglich das Aviäre infektiöse Bronchitis-Virus und verwandte Bronchitisviren im Genus Coronavirus zusammengefaßt.

Coronaviren haben eine strukturelle Ähnlichkeit zu den Myxoviren, ihre keulenförmigen Spikes sind aber geringer an Zahl, haben die doppelte Länge (20 nm) und geben dem Virion elektronenoptisch eine kronleuchterähnliche Form.

Ihr Antigencharakter ist ebenso breit gefächert wie ihre Pathogenität. Sie verursachen beim Menschen Erkrankungen der Atemwege, bei Erwachsenen oft Lungenentzündungen, bei Kindern Asthma.

Betroffene Tiere sind Mäuse mit Hepatitis; Hühner mit infektiöser Bronchitis bei hoher Mortalität in Junghühnerbeständen; für Schweine und Kälber sind sie Ursache von Gastroenteritiden, für Katzen von Peritonitis. Es gibt Gründe für die Annahme, daß das Blaufärben der Putenkämme auf Virustypen dieser Familie zurückzuführen ist.

---

[5] In elektronenoptischen Aufnahmen haben sie Kranz- oder Kronleuchterform.

i) Rhabdoviridae[6]

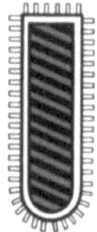

Rhabdoviren sind bei Vertebraten, Insekten und Pflanzen weit verbreitet. Bisher sind lediglich die Viren mit dem Prototyp Vesicular Stomatitis Virus im Genus **Vesiculovirus** und mit dem Prototyp Tollwut-Virus im Genus **Lyssavirus** klassifiziert. Zum ersten gehören Spezies von Vertebraten und Insekten, zum zweiten solche von Vertebraten.

Für eine weitere Klassifizierung kommen das Eintägige Fiebervirus des Rindes sowie das Virus der Hämorrhagischen Forellenseptikämie als Prototypen für Vertebraten- und Insektenspezies in Betracht, für übrigbleibende Insektenspezies ist das Genus **Sigmavirus** vorgesehen.

Die Vielzahl dieser Viren mit lediglich gleicher Struktur umfaßt viele Wirtsspezies und verschiedenste Krankheitsbilder, von denen die Tollwut gesondert herausgestellt wird (s. S. 105).

k) Togaviridae[7]

---

[6] Leitet sich aus dem Griechischen her und bedeutet stabförmig, in der Virusklassifizierung geschoßförmig.
[7] Hergeleitet von der Toga, dem national-römischen männlichen Obergewand.

Zu dieser Familie gehörende Viren sind wie folgt definiert: Die einsträngige, infektiöse RNA im ikosaederförmigen Nukleocapsid wird von einer Hülle umschlossen, die aus Lipo- und Glykoprotein besteht und zelluläre Lipide einschließt. Sie werden unterteilt in die immunologisch in sich geschlossenen Genera Alpha- und Flavivirus.

Alle durch Moskitos übertragenen Spezies sind im Genus **Alphavirus** vereint, zu ihnen gehören das Sindbis Virus, das Eastern und das Western equine Encephalitis Virus und das Semliki Forest Virus.

Wirte des Genus **Flavivirus** sind neben Moskitos auch Zecken und andere Arthropoden. Zu ihnen gehören neben dem Gelbfiebervirus u. a. Erreger von Encephalitiden, von Hämorrhagischem Fieber und Erkrankungen der Speicheldrüsen.

Über die mögliche Einordnung des Rubella-Virus, der Rinderdiarrhoe- und Schweinerotlauferreger in die Familie ist noch nicht entschieden.

l) Retroviridae

Das alleinige Kennzeichen aller Viren dieser Familie ist der Besitz des Enzyms **reserve Transkriptase**; sie unterscheiden sich in ihrem zusätzlichen Gehalt an Nukleasen und anderen Enzymen. Sie differieren ebenso in ihrer Struktur, von denen z. B. die im Genus Cisternavirus A ein doppeltes Capsid besitzen, während das Nukleocapsid des Rous Sarcoma Virus von einer inneren Hülle umschlossen wird und dessen äußerer Hülle knopfartige Fortsätze aufliegen.

Die Retroviren werden in die Subfamilien Onco-, Spuma- und Lentivirinae unterteilt.

Die meisten Spezies gehören den **Oncoviren** an, die in den verschiedensten Tierarten besonders Leukämien, Lymphome, Sarkome und Adenokarzinome verursachen.

Zu den **Spumaviren** gehören die Spezies, die von Affen, Katzen, Rind und vom Menschen stammen und die in Zellkulturen ein typisches Bild verursachen, das man als Schaum bezeichnen kann. Das entsprechende Virus vom Affen nennt man das Foamyvirus Typ 1.

Der Prototyp der **Lentiviren** ist das Visna-Virus. Es wird als neurotrope Variante des Maedi-Virus angesehen und verursacht bei Schafen Nervenschäden, die akut verlaufen oder nach Monaten bis Jahren zur Paralyse und zum Tode führen (s. S. 111).

m) Reoviridae

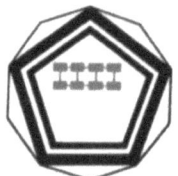

Die Familie umfaßt alle doppelsträngigen RNA-Viren. Viren des Genus Reovirus haben Vertebraten als Wirt, zum Genus Orbivirus gehören Spezies, die sich sowohl in Vertebraten als auch in Insekten vermehren können. Über die Einordnung weiterer Viren wie den Rotaviren bei Vertebraten, den zytoplasmatischen Polyhedroseviren bei Insekten und einigen Pflanzenviren ist noch nicht entschieden.

Zum Genus **Reovirus**, dessen Spezies ein doppeltes Capsid haben, gehören mindestens drei serologisch unterscheidbare humane Typen, beim Geflügel sind fünf bekannt, weitere kommen vom Hund und Affen. Die durch sie verursachten klinischen Symptome ähneln den durch ECHOviren hervorgerufenen. Die Kurzbezeichnung „Reo" leitet sich von „**R**espiratory **e**nteric **o**rphans" her, d.h. sie sind Erreger von Erkrankungen sowohl des Atem- als auch des Darmtraktes.

Prototyp der **Orbiviren** ist das Bluetongue Virus, das in Schafen schwere Erkrankungen verursacht und sich in seinem Überträger Culicoides spp. auch vermehren kann. Weitere Orbiviren sind u. a. die Erreger des Colorado-Zeckenfiebers und der Afrikanischen Pferdekrankheit. In ihrer Struktur unterscheiden sich die Orbiviren von denen des Genus Reovirus durch die fehlende zweite Capsidschicht.

Rotaviren — sie werden auch **Duoviren** genannt — unterscheiden sich immunologisch und morphologisch von den bisher genannten Spezies. Viren dieses Typs werden bei Erwachsenen und Kindern besonders in unterentwickelten Ländern gefunden, wo sie akute Gastroenteritiden verursachen. Weitere Rotaviren wurden von Kälbern und Schweinen isoliert.

Zur Familie Reoviridae gehören auch die **Zytoplasmatischen Polyhedroseviren**, die man unter dem Gesichtspunkt typischer infektionsbedingter Zellveränderungen auch bei den Insektenviren einordnen kann (s. S. 48).

n) Arenaviridae

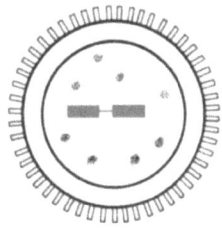

Aus der Familie wurde bisher allein das Genus **Arenavirus** mit dem Prototyp Lymphozytäres Choriomeningitis-Virus herausgestellt. Die meisten Arenaviren verursachen chronische Infektionen in Nagetieren. Das dazugehörende Lassa-Virus führt zu akuten, oft tödlich verlaufenden Erkrankungen beim Menschen und bei Tieren.

Zur Struktur dieser Viren gehören dicht beieinanderliegende Spikes, die aus der Hülle ragen, sowie 20–25 nm große Granula im Inneren des Virions, die als Wirtszellribosomen angesehen werden.

o) Bunyaviridae

Diese Familie ist vorgesehen für umhüllte Spezies mit einem fadenförmigen Ribonukleoprotein von 2–2,5 nm Stärke. Bisher wurde allein das Genus **Bunyavirus** mit dem Prototyp Bunyamwera-Virus und seinen neun serologischen Typen klassifiziert.

p) Insektenviren

Die Gruppe der Insektenviren vereinigt eine Vielzahl von Viren mit dem gemeinsamen Kennzeichen ihrer Vermehrungsfähigkeit in Insekten. Damit werden sie zu den Viren abgegrenzt, die Insekten lediglich als Transportmittel (Vektoren) für die Übertragung auf einen geeigneten Wirt benutzen, wie z. B. Togaviren.

Viele Insektenviren könnten auch unter anderen Gesichtspunkten klassifiziert werden. So sind die Viren aus dem Genus Zytoplasmatisches Polyhedrosisvirus und die pflanzenpathogenen Insektenviren mit doppelsträngiger RNA auch Reoviren, andere wie das Drosophila C- und das Crickett Paralysis Virus sind Picornaviren.

Für inzwischen 31 pockenähnliche Insektenviren gibt es nach ihrer Morphologie sowie ihrer Protein- und Nukleinsäurestruktur so viele Beziehungen zu den Pockenviren, daß sie als Genus **Entomopoxvirus** zur Familie Poxviridae gestellt werden.

Bei einem großen Teil der Insektenviren treten als sichtbare Zeichen der Virusvermehrung in den virusbefallenen Insekten Einschlußkörper auf, die man als **Polyhedra** oder als **Granula** bezeichnet. Unter Polyhedra versteht man Kristalle aus hochmolekularem Eiweiß mit einer Größe zwischen 0,5 und 15 μ, Granula hingegen sind 200–500 nm große kristalline Proteinkörper oder Proteinkapseln. Beide Einschlußkörperformen tragen in sich das infizierende Virus. Polyhedra kommen in gleichem Umfang im Zellkern und Zellplasma vor, Granula dagegen werden hauptsächlich im Zellplasma gefunden.

Insektenviren, die in ihren Wirten die Bildung von Polyhedra oder Granula verursachen, werden in Abhängigkeit von ihrem Nukleinsäuretyp klassifiziert. Zu der Familie **Baculoviridae** gehören bazillenförmige DNA-Viren mit einer Größe von 40–70 × 250–400 nm, die z. B. in Schmetterlingen, Wespen, Mücken, Fliegen und Bienen zu finden sind. Bisher sind mehr als 100 Insektenarten als Wirte festgestellt worden.

Das Genus **Zytoplasmatisches Polyhedrosisvirus** vereinigt ikosaederförmige RNA-Viren, die an ihrer hüllfreien Oberfläche Höcker tragen. Sie wurden u. a. aus der Seidenraupe, aus Schmetterlingen und Bienen isoliert und bilden bevorzugt Polyhedra.

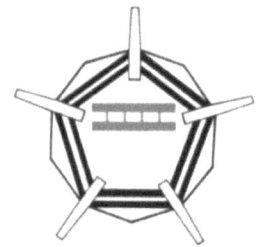

Zytoplasmatisches
Polyhedrose-Virus
der Seidenraupe

Den einschlußkörperbildenden DNA-Viren werden die Spezies der Familie **Iridoviridae** gegenübergestellt. Es sind sehr große ikosaederförmige Viren, zu ihnen gehören z. B. das Tipula iridescent Virus, das Afrikanische Schweinefieber-Virus und das Lymphozystis-Virus der Fische. Diese DNA-Viren vermehren sich im Zytoplasma.

Als pflanzenpathogene Insektenviren seien die doppelsträngigen RNA-Viren Wound Tumor Virus und Rice Dwarf Virus genannt.

2. Pflanzenviren

Die Klassifizierung der etwa 350 bisher bekannten Spezies ist noch nicht so weit gediehen wie die der animalischen Viren.

Bisher wurde weder in Familien noch in Genera unterteilt, vielmehr wurden Gruppen gebildet, deren Name einen Bezug zum Prototyp hat.

Tabelle A 15. Gruppen der Pflanzenviren

Nuklein-säuretyp	Gruppenname	Prototyp	Genom-gewicht in Dalton $\times 10^6$	Virion Morphologie	Größe in nm	Nuklein-säureanteil in %
RNA/1	Bromovirus	Brome Mosaic Virus	1,1	Ikosaeder	26	22
	Carlavirus	Carnation latent Virus		Ikosaeder	14 × 650	5
	Comovirus	Cowpea Mosaic Virus	1,4	Ikosaeder	28	35
	Cucumovirus	Cucumber Mosaic Virus	1	Ikosaeder	30	18
	Nepovirus[a]	Tobacco Ringspot Virus	2,2	Ikosaeder	29	42
	Potexvirus	Potato Virus x	2,1	fädig	12 × 530	6
	Potyvirus	Potato Virus y		fädig	11 × 730	6
	Tobamovirus	Tobacco Mosaic Virus	2	stabförmig	18 × 300	5
	Tobravirus	Tobacco Rattle Virus	2,5	stabförmig	22 × 200	5
	Tombusvirus	Tomato bushy Stunt Virus	1,5	Ikosaeder	31	17
	Tymovirus	Turnip yellow Mosaic Virus	1,9	Ikosaeder	28	34
DNA/2	Caulimovirus	Cauliflower Mosaic Virus	4,7	Ikosaeder	50	15

[a] Von Nematoden übertragene Polyederviren

Tabelle A16. Neue Pflanzenvirus-Gruppen

Nuklein-säuretyp	Gruppenname	Prototyp	Genom-gewicht in Dalton $\times 10^6$	Virion Morphologie	Größe in nm	Nuklein-säureanteil in %	Besonderheiten
RNA/1	Closterovirus	Beet yellow Virus	4,3	fadenförmig, gebogen	$13 \times$ 600–2000	5–6	
	Hordeivirus	Barley Stripe Mosaic Virus	1,4	röhren-förmig	$20–25 \times$ 110–160	4	Geteiltes Genom in 2–4 Komponenten
	Luteovirus	Barley yellow Dwarf Virus	2	isometrisch	25		
	Ilarvirus	Isometrische Ringspotviren	1,3	isometrisch	26–35	14	Geteiltes Genom in 4 Komponenten

Tabelle A 17. Doppelstrang-RNA-Pflanzenviren

Virus	Genomgewicht in Dalton $\times 10^6$	Morphologie	Virionsgröße in nm	Nukleinsäureanteil in %	Wirte
Wound tumor	15,1	Ikosaeder	70	20	Pflanzen und Insekten
Rice Dwarf		Ikosaeder	70	11	
Maize rough Dwarf		Ikosaeder	68		
Fiji Disease					
Penicillium chrysogenum	6,6	Ikosaeder	35–40		Pilze
Penicillium stoloniferum	2	rund	34		
Aspergillus foetidus					
Ustilago maydis	6,8	rund	41		

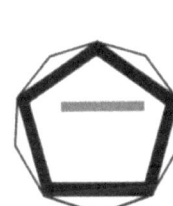
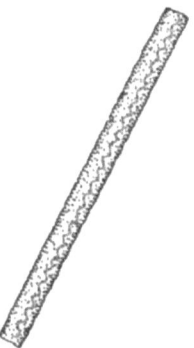

Es ist aber ebenso möglich, sie nach ihren drei Grundformen in Ikosaeder-, helicale und Rhabdo-Pflanzenviren zu ordnen. Die Tabelle A 15 enthält die bisher bekannten und die Tabelle A 16 die vier neu hinzugekommenen Gruppen, die Tabelle A 17 faßt die bekannten doppelsträngigen RNA-Pflanzenviren zusammen.

3. Viren an Protisten

Bisher sind etwa 350 Viren an Protisten — der allergrößte Teil Viren an Bakterien (**Bakteriophagen**) — beschrieben. Über sehr wenige von ihnen sind die Informationen sehr umfangreich, die meisten aber sind so spärlich charakterisiert, daß die Grundlage für eine Einordnung fehlt.

Dementsprechend sind bisher nur etwa 10 % in acht Familien klassifiziert; alle enthalten allein Bakteriophagen.

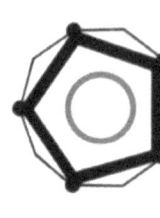

Bakteriophage X 174

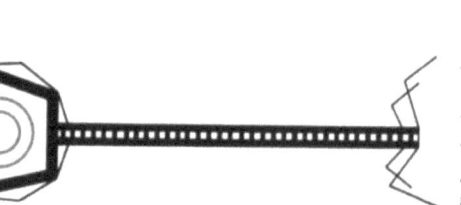

Bakteriophage λ

Tabelle A 18. Familien der klassifizierten Bakteriophagen

Name	Prototyp	Genomgewicht in Dalton $\times 10^6$	Morphologie	Viriongröße in nm	Nukleinsäureanteil in %	Besonderheiten
Mycoviridae	T-even	120	komplex	80 × 120	~45	Lineare, doppelsträngige DNA; kontraktiler Schwanz
Styloviridae	λ	33	Ikosaeder	54	~50	Lineare, doppelsträngige DNA; langer, nicht kontraktiler Schwanz
Corticoviridae	PM 2	5	Ikosaeder	62	~11	Zirkuläre Doppelstrang-DNA; kein Schwanz; lipidhaltiges Capsid
Microviridae	χ 174	1,7	isometrisch, knopfartige Ecken	25	~25	Zirkuläre Einzelstrang-DNA
Inoviridae	fd	1,7	fadenförmig	5 × 800		Zirkuläre Einzelstrang-DNA
Leviviridae	f 2	1,2	Ikosaeder	23–25		Lineare Einzelstrang-RNA
Pedoviridae	T 7	25–75	isometrisch	40–65		Lineare Doppelstrang-DNA; kurzer Schwanz
Cystoviridae	6	13	isometrisch	60	~13	Lineare Doppelstrang-RNA; segmentiertes Genom; lipidhaltige Hülle

Außer Viren an Bakterien wurden aber auch solche an Blaualgen (**Cyanophagen**) und Mycoplasmen (**Mycoplasmaviren**) entdeckt. Mit N 1 wird ein Cyanophage an *Nostoc muscorum* bezeichnet.

1969 wurde das erste Virus am Mycoplasma isoliert, inzwischen sind mindestens vier bekannt.

4. Viroide

Obwohl schon seit Jahrzehnten über die Existenz reiner Nukleinsäure-Viren diskutiert wird, beruht unser derzeitiges Verständnis von der Infektionsfähigkeit der Viren auf der Annahme, es könne sich nur durch nukleinsäureschützende Proteine oder zusätzliche andere Stoffe davor bewahren, durch erhöhte Temperaturen oder zelluläre Nukleasen inaktiviert zu werden.

Wir wissen inzwischen aber auch, daß Nukleasen sehr spezifisch wirken und daß bestimmte Veränderungen an den Nukleinsäuresträngen ihre Widerstandsfähigkeit gegen Nukleasen erhöhen. Zu diesen resistenzsteigernden Mechanismen gehören z.B. die Bildung des Doppelstranges und die **Methylierung** oder **Glucosylierung** einzelner Nukleinsäurebasen im DNA- oder RNA-Strang.

So ist durchaus denkbar, daß das Virus auch anders existieren kann als in der bisher beschriebenen Virionform. Mindestens für vier Pflanzenviren — das Potato und Tomato Spindle Tuber, das Citrus Exocortis und das Cucumber pale Fruit Viroid — ist nachgewiesen, daß es sich um „nackte Nukleinsäure" vom RNA-Typ handelt. Man bezeichnet sie auch als „minimales infektiöses RNA-Molekül", doch es gibt keinen Grund anzunehmen, nur RNA könne in dieser nackten Form vorliegen.

Die für Viroide angegebenen Genomgewichte liegen gestreut zwischen 25 000 und 150 000 Dalton, doch mit verschiedenen Bestimmungsmethoden erzielte Ergebnisse lassen Gewichte um 100 000 als am unwahrscheinlichsten erscheinen. Die Genomlänge wird mit 250–350 Nukleotiden angegeben, sie können aber auch größere Aggregate bilden. Viroide können sich in vielen Pflanzen vermehren, sie sind aber nur für wenige pathogen.

V. Zusammenfassende Charakterisierung

Das Virion stellt sich uns in vielfältiger Form und Größe dar. Sie reichen vom Parvovirus-Ikosaeder mit einem Durchmesser von etwa 20 nm bis zu den fadenförmigen Pflanzenviren aus der Gruppe Closterovirus mit den Maßen 13 × 2000 nm. Damit gibt es keine virusspezifischen Maße, die es rechtfertigen könnten, sie deshalb den Bakterien gegenüberzustellen. Die Aussage, daß Viren kleiner seien als Bakterien, bezieht sich allein auf die animalischen Viren.

Wesentliche Unterschiede gibt es aber in ihrem Aufbau. So hat das Virus weder eine elastische, formgebende Zellwand noch eine osmotisch dem Stoffaustausch dienende Zellmembran oder intrazelluläre Strukturen, mit denen es Stoffwechselleistungen vollbringen könnte. Ebensowenig sind im Virion **DNA und RNA** zu finden. Die Virusform wird vom Capsid geprägt, alle biochemischen Leistungen läßt das Virus für sich von einer lebenden Zelle ausführen. Dabei hat die Wirtszelle keine Freiheit einer eigenen Entscheidung, sondern sie muß das ausführen, was für sie im viralen **DNA- oder RNA-Genom** an Befehlen enthalten ist.

Zur Virusvermehrung ist jede lebende Zelle geeignet, doch sucht sich jedes Virus über seine an der Oberfläche liegenden Rezeptoren seinen spezifischen Wirt.

B. Das Virus im Laboratorium

Um mit Viren, die uns nicht als Freunde begegnen, ohne eigene Gefährdung umgehen zu können, muß man ihre Wesensart kennen. Zu dem entsprechenden Wissen verhelfen uns die Ergebnisse der verschiedensten experimentellen Versuchsanordnungen, die in diesem Taschenbuch nur erwähnt oder angedeutet werden können. Gewonnene Erkenntnisse über die Reaktion einer virusinfizierten Zelle bzw. eines Wirtes ergänzen diejenigen des Virusaufbaues.

Dabei steht den Virologen und Molekulargenetikern vor allem in der Zellkultur ein Infektionssystem zur Verfügung, das sich vielseitig einsetzen läßt. Es liefert die erforderlichen Virusmengen für immunologische Reaktionen; in ihm kann mit markierten Antigenen und fluoreszierenden Antikörpern gearbeitet werden; es kann durch Synchronisierung des Zellwachstums so kontrolliert infiziert werden, daß in allen Zellen einer Kultur die virusinduzierten Reaktionen parallel ablaufen.

Wir kennen viele Einzelheiten und Zusammenhänge über die Replikation der Viren in der Zelle und im Organismus. Virusinduzierte Wirtsreaktionen sind bekannt, die uns ermöglichen, Infektions- und Reaktionsstärken zu messen und Viren im Organismus mit großer Sicherheit zu identifizieren.

So werden in diesem Teil B die Viren als infektiöse und antigene Partikel behandelt, und es wird gezeigt, welche experimentellen Möglichkeiten unter virologischen Fragestellungen bestehen.

Als **infektiös** bezeichnet man ein Virus, das fähig ist, in einen Wirt einzudringen und sich in ihm zu vermehren. Unter dem Begriff der **Antigenität** oder **Immunogenität** faßt man alle Partikeleigenschaften zusammen, die in einem Wirt zur Bildung spezifischer, d.h. gegen das Antigen gerichteter Abwehrstoffe führen.

I. Viren als sich vermehrende Partikeln

Der von den höheren Lebewesen auf alle Lebensformen übertragene Lehrsatz, wonach die biologischen Vermehrungsvorgänge von der DNA ihren Ausgang nehmen, ist inzwischen erweitert worden, da sich auch virale RNA kopieren kann. Demnach verstehen wir als **Replikation** nicht mehr ausschließlich den Mechanismus der DNA-, sondern auch den der RNA-Vermehrung. Wer im Zusammenhang mit Viren von identischer Reduplikation spricht, der denkt oft an den gesamten Vorgang der Virusvermehrung, der von einer DNA oder RNA eingeleitet wird und mit der Bildung einer neuen Virusgeneration endet.

Die für die Virusvermehrung notwendige lebende Zelle kann aus der gesamten belebten Natur stammen, die Regeln sind in allen Zellen gleich. Unterschiede, die erheblich sein können, beziehen sich auf den zeitlichen Ablauf sowie auf die Folgen der Infektion für die Wirtszelle.

Daß Wachstumsverläufe und Viruseffekte in synchronisierten Zellkulturen anders aussehen als in tierischen Geweben mit ihren großen Zelldifferenzierungen und Abwehrmechanismen, ist ebenso verständlich wie die Abhängigkeit der Virusvermehrung von biochemischen Leistungen der Zelle in ihren zeitlichen Abläufen. So gibt es eine Nachfolgezelle des Darmepithels nach 36 h, einer Nervenzelle aber erst nach Jahren; der Leukozyt lebt etwa 13 Tage, der Erythrozyt dagegen etwa 120 Tage, aber ein Bakterium kann sich schon nach Minuten vermehrt haben.

Obwohl alle mit der Virusvermehrung zusammenhängenden Prozesse ineinander übergreifen, ist es dennoch gerechtfertigt und auch zweckmäßig, den Gesamtvorgang in einzelne Schritte aufzulösen:
- Virusbindung an die Zelle.
- Eindringen in die Zelle.
- Freisetzen der viralen Nukleinsäure.
- Synthese viraler Bausteine.
- Zusammenbau der Bausteine.
- Reifen zum Virion.
- Verlassen der Wirtszelle.

1. Virusadsorption

Die Virusbindung an die Zelle wird Virusadsorption genannt, obwohl sie mit der physikalisch-chemischen Adsorption nicht mehr gemeinsam hat, als daß es sich auch um eine Bindung handelt. Physikalisch-chemische Adsorptionen setzen lockere Oberflächenbindungen voraus, die leicht und ohne Schaden für beide Reaktionspartner verändert werden können. Die Virusadsorption an die Zelloberfläche dagegen ist stark, sie ist nicht temperaturabhängig im Sinne der physikalisch-chemischen Adsorption und ist nicht ohne Schwierigkeiten oder Schaden für die Zelle rückgängig zu machen oder zu verändern.

Die Bindung des Virus an die Zelle hängt nicht nur von der Molekularbewegung ab, sondern auch von an der Virus- und an der Zelloberfläche offenliegenden chemischen Strukturen, die eine Affinität zueinander haben. Sie nennt man **Rezeptoren**, die miteinander reagieren und dabei wahrscheinlich sehr schnell ein Elektropotential ausbilden, das nur schwer abzubauen ist. Diese Rezeptorbindung kommt unter geeigneten Bedingungen für das einzelne Virus in Minuten zustande. Im Zellkulturexperiment ist innerhalb von 30 min der größte Teil aller Viruspartikeln zellgebunden.

Offenliegende zelluläre Rezeptoren bieten die Schleimhäute des Atem- und Verdauungstraktes den animalischen Viren, die Geißeln der Bakterien oder deren Kapseln bzw. Schleimhüllen den Bakteriophagen, während bei Insekten- und Pflanzenviren oft nur dann eine Bindung möglich ist, wenn schützende Zellwandschichten verletzt sind.

Animalische Zellen haben mehrere Tausend Virusrezeptoren, die bei Zerstörung oder Besetzung innerhalb weniger Stunden neu gebildet werden können. Für einige Myxoviren und das Polyoma-Virus sind es Mucoproteine, an deren Zuckerteil **Neuraminsäure** hängt, für Picornaviren unlösliche Lipoproteine der Zytoplasmamembran, die Viren binden. Für Viren aus den Genera ECHO-, Coxsackie- und Adenovirus wurden Proteine als Rezeptoren gefunden. Weniger sicher sind die Angaben über die zellbindenden Substanzen der Viren. Daß hüllenlose oder nackte Viren mit ihren an der Oberfläche liegenden Peptiden andere zelluläre Partner benötigen als Viren mit lipidhaltigen Oberflächenstrukturen, ist ebenso verständlich wie es wahrscheinlich ist, daß Bindungen zwischen geeigneten, in Spikes lokalisierten Substanzen und dazugehörigen Zellpartnern leichter zustandekommen als solche zwischen Substanzen auf glatten Oberflächen. Die Glykoproteine **Hämagglutinin** und **Neuraminidase** gehören zu den bindenden Elementen animalischer Viren, dazu kommen bei anderen sowie bei Bakteriophagen Lipoproteine, Lipopolysaccharide und reine Proteine ihrer Schwanzfasern. So finden Viren am Bakterium bis zu 300 Reaktionsstellen.

Das Virus ist auf seinem Wege zum Zellrezeptor noch zu beeinflussen. Eine adsorptionshemmende Wirkung üben außer Antikörpern auch gelöste Substanzen mit Rezeptoreigenschaften — man nennt sie **Inhibitoren** — aus.

2. Penetration

Unter Penetration wird der Vorgang verstanden, der sich an die Adsorption anschließt und damit endet, daß sich das Virus insgesamt oder die virale Nukleinsäure allein innerhalb der Zelle befindet. Lange Zeit hindurch schien das Eindringen in die Zelle einfach und verständlich zwei Modellen zu folgen. Da war einmal das Influenza-Virus, das mit Hilfe seines Enzyms **Neuraminidase** die Zellrezeptoren auflösen und so in das Zellinnere gelangen sollte. Die zweite Möglichkeit bot das Phagenmodell, bei dem allein die Nukleinsäure durch ein die Bakterienoberfläche durchstechendes Zentralrohr in das Bakterium gepreßt wird.

Während das Phagenmodell für bestimmte Bakteriophagen erhalten geblieben ist, mußte das Influenzamodell vielfältigeren Vorstellungen Platz machen, die sich auch in der Anwendung verschiedener Begriffe widerspiegeln. Da dieser Vorgang eng mit dem Uncoating, dem Freisetzen der Virusnukleinsäure, verbunden ist, findet man unter dem Begriff der „Penetration" vereinigt die Virusaufnahme und die Freisetzung der Nukleinsäure beschrieben unter der Voraussetzung, daß beide Vorgänge auch gleichzeitig ablaufen, wie das z.B. für Picornaviren festgestellt worden ist. Gibt es diese Gleichzeitigkeit nicht, so faßt man unter dem Begriff **„Engulfment"** den ersten Schritt der „Phagozytose" mit dem zweiten der Nukleinsäurefreisetzung zusammen; ein anderer Ausdruck dafür ist **„Viropexis"**. Eine weitere Form der Penetration wird als **Pinozytose** bezeichnet, bei der die Wirtszelle das Virus wie einen Wassertropfen aufnimmt. Die Zelle bedient sich dabei eines Trägers in Form einer Vakuole, die ein Einzelvirus oder aber auch mehrere Partikeln umschließt und im Zytoplasma transportiert. Der Bildung dieser Trägervakuole geht ein Einstülpen der Zellmembran oder eine Ausbildung von Pseudopodien voraus. Beim Einschleusen des Virus in die Vakuole werden beim Influenza-Virus die Spikes abgestreift, andere umhüllte Viren, wie z.B. das Herpes simplex-Virus, werden komplett aufgenommen. Pockenviren fusionieren mit der Zytoplasmamenbran, wobei die Hülle sehr schnell zerfällt.

Für die Penetration gibt es offensichtlich keine für alle Viren einheitliche Regel. Weder alle nackten noch alle umhüllten Viren verhalten sich gleich, für viele ist diese Phase ihrer Vermehrung noch völlig unklar.

Die Virusbindung wird mit einem innigen Kontakt Virusoberfläche – Zellmembran eingeleitet. Beim Influenza-Virus wird dabei sowohl die Zellmembran als auch die Virushülle aufgelockert, beim Poliomyelitis-Virus wird lediglich das Capsid strukturell verändert. Eine Temperaturerhöhung beschleunigt die Penetration. So können Herpes simplex-Viren bei 37° C innerhalb von 10 min in die Zelle eindringen, bei 4° C schaffen es jedoch in der gleichen Zeit nur 1 % von ihnen.

Unser Wissen über das Eindringen des Phagen in die Bakterienzelle beschränkt sich auf die Phagen mit kontrahierbarem Schwanz, Spikes und „fibers", bei denen wir das Eindringen der Phagennukleinsäure in das Bakterium als Penetration definieren können. Eine Zellwandkomponente, die durch ein phageneigenes Enzym freigesetzt wird, bewirkt die Kontraktion der Schwanzscheide.

Sind unsere Kenntnisse über die Penetrationsphase der animalischen Viren schon nicht groß, so wissen wir über die Pflanzenviren nicht viel mehr, als daß die dazu erforderliche Zeit derjenigen bei den animalischen Viren entspricht. Es erfordert zwar nur Minuten, um in eine für die Vermehrung geeignete Zelle einzudringen, doch benötigt das Virus zwischen 2 und 10 h, um die Epidermis zu durchdringen.

Das weitere Schicksal der an der Penetration beteiligten Komponenten ist verschieden. Bei den animalischen Viren gibt es in vielen Fällen typische Veränderungen an den Zellmembranen, die sich z. B. als **zytopathische Effekte** oder für die **Hämadsorption** geeignet zum Virusnachweis verwerten lassen. Nach der Penetration der Nukleinsäure ist die Phagenhülle wertlos geworden, und das Bakterium muß die vom Phagen gesetzte Wunde in der Zellwand wieder verschließen, damit nicht wesentliches Zellmaterial ausfließt. Dieser als **Resealing** bezeichnete Prozeß, der unmittelbar nach dem Eindringen eines Bakteriophagen einsetzt, wirkt sich auf die anderen infektionsinteressierten Konkurrenten aus. Sie können nach dem Verschließen der Penetrationswunde das Bakterium zwar noch adsorbieren und ihre Nukleinsäure auspressen, aber nicht mehr in die Wirtszelle injizieren.

3. Uncoating

Uncoating bedeutet Freisetzen der viralen Nukleinsäure. Die dafür erforderlichen zellulären Mechanismen werden bereits in der Penetrationsphase durch Viruskomponenten aktiviert. Bei den Pockenviren sind es die in der Zytoplasmamembran liegenden Hüllfragmente, beim Bakteriophagen T5 z. B. der erste kleine Teil injizierter Nukleinsäure, der dafür sorgt, daß die Zelle sofort bestimmte Enzyme synthetisiert, ehe der Hauptteil von etwa 90 % der Nukleinsäure 2–3 min später folgt.

Mit dem Uncoating beginnt für das Virus eine Zeit, in der es seine Struktur verliert. Diese als **Latenzzeit** oder **Eklipse** bezeichnete Phase ist erst mit der Bildung neuer Virionen beendet. Sie dauert unter optimalen Bedingungen bei manchen Bakteriophagen nur wenige Minuten, bei animalischen Viren dagegen Stunden und bei manchen Pflanzenviren Tage. Die Latenzzeit ist keine feste Größe, sondern wird mitbestimmt z. B. vom Wirtszelltyp, der Züchtungstemperatur und der Zahl infizierender Viren. In der Tabelle B 1 sind entsprechende Zeiten für optimale Bedingungen angegeben. Nimmt man gleiche Voraussetzzungen an, so benötigt eine Poliomyelitis-Viruspopulation für das Uncoating etwa 1 h, beim Tabakmosaik-Virus sind 7 min nach der Beimpfung etwa 10–15 % seiner RNA freigesetzt.

Tabelle B 1. Eklipsezeiten unter optimalen Züchtungsbedingungen

Virus	Minuten	Zeit in Stunden	Tagen
T1, T3, T5, × 174	13		
T2, T4, T6	21–25		
λ	35		
χ	60		
Poliomyelitis		3	
Newcastle Disease		4	
Hepes simplex		5	
Adeno		12	
Tabakmosaik		20	
Alfalfa Mosaic			4

Der Uncoatingprozeß unterscheidet sich bei den verschiedenen Viren, beim Vaccinia-Virus sind es zwei Phasen. In der wenige Zeit beanspruchenden ersten wird das Core von seiner Hülle, die in wenige Stücke zerlegt wird, getrennt, und in der zweiten wird das Core aufgelöst und die Nukleinsäure freigesetzt.

Das Adeno-Virus wird während 2 h in drei Stufen abgebaut. Schon wenige Minuten nach der Adsorption sind die 12 Eckcapsomeren abgetrennt, im zweiten Schritt sind die restlichen Capsomeren aufgelöst, und das Core gelangt in den Zellkern, in dem sich am Schluß die nukleinsäuregebundenen Proteine lösen und eine intakte DNA freigeben.

Am Beispiel der freigesetzten Nukleinsäure des Adeno-Virus ist eine Möglichkeit aufgezeigt, wie die Nukleinsäure gegen Nukleasen geschützt bleibt.

Die Bakteriophageninfektion bewirkt durch ihre freigesetzte Nukleinsäure den sofortigen Abbruch der zellulären DNA-Synthese mit der bald nachfolgenden Einstellung ihrer RNA- und Proteinsynthese.

Im Bereich animalischer Viren wird angenommen, daß die Hemmung der Synthese zelleigener Proteine von einem Virionprotein ausgeht, nachdem es mit dem Kern in Berührung gekommen ist. Vorher kann es aber zur Steigerung von Syntheseleistungen der Wirtszelle kommen.

4. Synthesephase

In der Uncoatingphase freigesetzte Nukleinsäure beginnt sofort, die biochemischen Prozesse der Zelle zu beeinflussen oder zu leiten. Da die Synthese viruseigenen Materials schon beginnen kann, wenn die ersten Virionen vom Zytoplasma lediglich aufgenommen, aber noch nicht durch zelluläre Enzyme zerlegt sind, überschneiden sich beide Phasen nicht nur erheblich, sondern sie stehen in enger Wechselwirkung zueinander. Die ablaufenden Syntheseprozesse lassen sich zerlegen in solche, die
- das Uncoating fördern,
- die Virussynthese vorbereiten,
- das Virusgenom replizieren und
- die anderen Viruskomponenten synthetisieren.

Die Aktivierung des Uncoating läßt sich über Rückkopplungseffekte verstehen, bei der das Endprodukt Virion oder Teile von ihm entweder in der Zelle vorhandene Enzyme aktiviert oder ihre Neubildung induziert. So lösen Pockenvirionen die Bildung eines **Uncoatingproteins** aus, während Viruskomponenten zu einem späteren Zeitpunkt die Synthese von mindestens zwei DNasen bewirken. Herpes simplex-Virus und andere animalische DNA-Viren induzieren DNasen und andere **Frühenzyme**, zu denen auch die **Thymidinkinase** gehört, deren Funktion man noch nicht kennt.

Mit frühen Prozessen wie der Bildung von Frühenzymen und **Frühproteinen**, zu denen auch Gen-kontrollierende Proteine gehören, die den gesamten Replikationsablauf ordnen, wird die Virussynthese eingeleitet. Zu den Frühenzymen gehören außer Polymerasen und Ligasen auch solche Enzyme, die das in der normalen Bakterienzelle nicht vorkommende Desoxyhydroxymethylcytosin-5'-Triphosphat bilden. Hinzu kommen Kinasen, die Monophosphate in Triphosphate umwandeln oder die die Übertragung der Phosphatgruppe des Adenosintriphosphats auf Monophosphate fördern. Frühproteine sind z. B. das durch Tumorviren neu gebildete **Tumorantigen** sowie die bei einigen Viren nachgewiesenen induzierten **Hemmproteine** zellulärer Nukleinsäure- und Proteinsynthesen, die bei verschiedenen Viren unterschiedlich schnell wirksam werden. Die Phageninfektion führt sehr bald nach dem Einbringen der Nukleinsäure zum Abbruch zelleigener Synthesen, während sie sich nach einer Infektion durch das Hühnerpest-Virus über einen längeren Zeitraum langsam abschwächen.

Die notwendigen Schritte zur Replikation des Virusgenoms hängen davon ab, welches Material vom Virus für diesen Prozeß eingebracht wird. In Viren mit doppelsträngiger Nukleinsäure dient ein Strang als

Muster (template), der durch viruseigene oder neusynthetisierte Enzyme (Polymerasen, Ligasen, Synthetasen, Replikasen) zum Doppelstrang ergänzt wird. Viren mit einsträngiger Nukleinsäure synthetisieren ihre virioneigene Nukleinsäure in zwei Schritten über einen komplementären Strang als Zwischenstufe.

Vielfältiger ist das Bild der viralen **Transkription**, d.h. der Umschreibung der Virusnukleinsäure in eine Boten-RNA (messenger-RNA) mit der Information zur Proteinsynthese. In der frühen Phase werden die für die Replikation erforderlichen Enzyme synthetisiert, in der späten vor allem virale **Strukturproteine**. Die Transkriptionswege sind (vergleichende Abb. B 1):

- Doppelsträngige DNA-Viren (a)

Nur wenige Viren dieses Typs — es sind die mit hohen Genomgewichten wie z.B. das Vaccinia-Virus — bringen ihre eigene RNA-Polymerase mit, der größere Teil von ihnen benutzt wahrscheinlich die

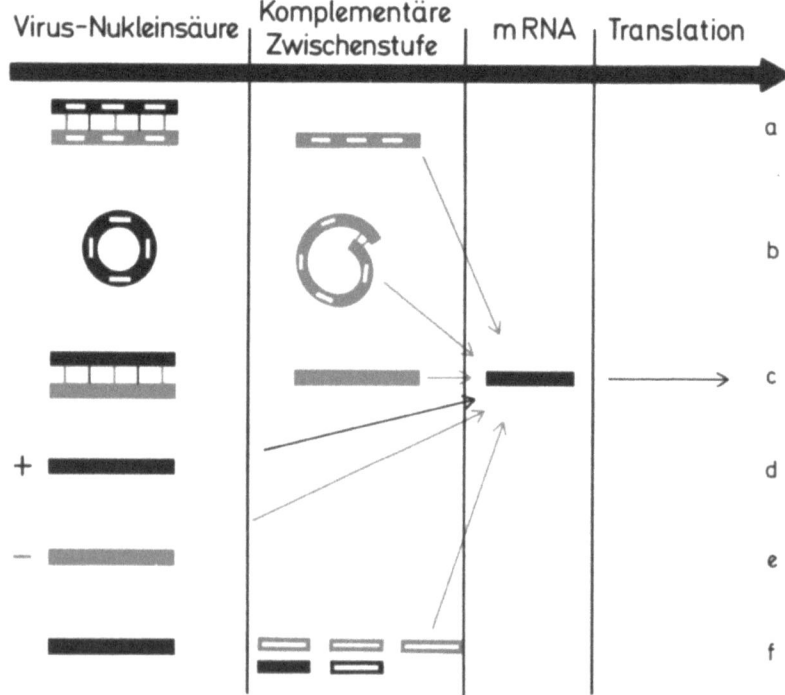

Abb. B 1 a–f. Virale Nukleinsäuren. Nähere Erläuterungen s. Text.

Transkriptase der Wirtszelle für seine Zwecke oder kodiert eine eigene wie der Bakteriophage T7. Ein DNA-Strang dient als Muster für die m-RNA.
Während die Transkription der Papova-, Adeno- und Herpesviren im Zellkern erfolgt, wird die m-RNA des Vaccinia-Virus im Zytoplasma gebildet. Alle nachfolgenden Synthesen werden mit der Anlagerung der m-RNA an Ribosomen und der Bildung von **Polyribosomen** eingeleitet.

- Einsträngige DNA-Viren (b)
  Dieser Nukleinsäuretyp wird repräsentiert durch Parvoviren und Bakteriophagen mit zirkulärem Strang. An ihm wird ein komplementärer zweiter synthetisiert, der das template für die m-RNA darstellt.

- Doppelsträngige RNA-Viren (c)
  Viren dieses Typs sind die Reoviren. Sie alle haben ein segmentiertes Genom und eine eigene Transkriptase, synthetisiert wird im Zytoplasma.
  Ein Strang wird als Muster zur m-RNA-Bildung benutzt. Jede m-RNA entspricht in ihrer Größe einem Genomsegment, und die synthetisierten Polypeptide haben in ihrer Größe und ihrem Molekulargewicht einen gleichen direkten Bezug zu den Segmenten.

- Einsträngige RNA-Viren mit Plusstrang (d)
  Die Bezeichnung **Plusstrang** bedeutet die Fähigkeit der Virion-RNA, unverändert als m-RNA tätig werden zu können. Zu den Viren dieses Typs gehören alle RNA-Bakteriophagen sowie aus der Gruppe animalischer Viren die Picorna- und Togaviren. Ihr Genom enthält die Information zur Bildung der für die Vermehrung notwendigen Enzyme.

- Einsträngige RNA-Viren mit Minusstrang (e)
  Einen solchen **Minusstrang**, der zur m-RNA transkribiert werden muß, besitzen die Myxo- und Rhabdoviren. Sie alle haben eine Transkriptase, aber im Gegensatz zu den Rhabdo- und Paramyxoviren mit einem ungeteilten Genom ist das der Orthomyxoviren segmentiert. Während bei den ersten beiden Genera alle Syntheseschritte im Zytoplasma ohne Kernbeteiligung ablaufen, ist für die RNA-Synthese der Orthomyxoviren der Zellkern erforderlich, doch es ist nicht geklärt, wie sich die weiteren Syntheseprozesse zwischen Zellkern und Zytoplasma aufteilen.

- Einsträngige RNA-Tumorviren (f)
  Im Gegensatz zu den anderen einsträngigen RNA-Viren ist die Vermehrung der RNA-Tumorviren von der zellulären DNA-Synthese abhängig. Eingeschleust wird die virale RNA in die zelluläre Transkrip-

tion von der DNA zur m-RNA über ein Enzym, das RNA-abhängige DNA-Polymerase oder reverse Transkriptase genannt wird. Es bewirkt, daß sowohl Virusstrukturproteine neugebildet als auch zelluläre Proteinsynthesen fehlgeleitet werden. Das Enzym ist kein Initiator für die Bildung neuer DNA-Stränge, aber es kann vorgebildete DNA-Ketten beeinflussen und erweitern.

An der Synthese beteiligte Zellelemente sind neben dem Kern die **Polyribosomen** und **Membranen**, und da vor allem die des **Endoplasmatischen Reticulums**.

Die zellulären Vorgänge bei der **Viroid**-Replikation sind noch unbekannt. Das Potato Spindle Tuber Viroid wird im Zellkern synthetisiert, das Citrus Exocortis Viroid verbindet sich dagegen mit der Zellmembran und Membranen des Endoplasmatischen Reticulums.

5. Assembling

Unter Assembling versteht man den Zusammenbau der synthetisierten strukturellen Elemente zum Virion, der sich für einige umhüllte Viren bis zum Verlassen der Wirtszelle erstrecken kann. Da man aus in-vitro-Versuchen weiß, daß sich der Zusammenbau der Virusbausteine zum Virion durch Aggregation von selbst vollziehen kann, bezeichnet man diese Phase auch als **Self-assembly**. Dies ist möglich, wenn gleichgeformte Capsidbausteine an ihrer Oberfläche Ladungen tragen, die eine Nebenvalenzbindung ermöglichen.

Das Virion wird an einem bestimmten Zellort synthetisiert. Die im Zytoplasma gebildeten Virusbausteine ikosaederförmiger DNA-Viren gelangen z. B. in den Kern und werden in ihm zum Capsid zusammengesetzt.

Vom Zytomegalie- und Poliomyelitis-Virus weiß man, daß ihre Nukleinsäuren in das fertige Capsid eindringen.

Die Myxoviren bilden sich an zellulären Membranen, unter Einschluß von Membranstrukturen schnüren sie sich zum Virion ab. Das Self-assembly der Pflanzenviren vollzieht sich bevorzugt am Kern, in Chloroplasten oder an zytoplasmatischen Membranen. Bei der Vermehrung des Tabakmosaik-Virus findet man zwar Virusantigen im Kern, fertige Virionen aber nur im Zytoplasma. Sein Zusammenbau beginnt mit einem aus Protein und RNA bestehenden Grundkörper, an den sich schrittweise die Struktureinheiten anlagern.

Aus Studien der Bakteriophagenvermehrung kennen wir die Steuerung des Assembling durch bestimmte Phagengene. So sind beim Phagen T4 etwa 50 Gene erforderlich, um in einer bestimmten Reihenfolge aus den vorgefertigten Teilen, die sich aus etwa 30

Proteinen zusammensetzen, mit Hilfe von mindestens 15 weiteren Faktoren ein Virion zu bilden.

6. Reifung (Maturation)

Die Reifung kann man als Umkehr der Penetration ansehen, d.h. in ihr werden vor allem Komponenten zugefügt, die außerhalb des Nukleocapsids liegen und das Virus befähigen, in stabilisierter Form die Zelle als infektionsfähiges Partikel zu verlassen. Die Reifung ist damit im wesentlichen ein Vorgang, bei dem die Virushülle mit zusätzlichen zelleigenen Substanzen versehen wird. Sie können die Oberflächenstrukturen des Virions prägen und über rezeptorbindende Substanzen die Wirtsspezifität mitbestimmen.

Eine besondere Reifung, z.B. des nackten Polio-Virus, zu fordern, ist kaum notwendig, da Capsidstrukturen gleichzeitig rezeptorbindend sind und die Wirtszelle durch die Virusvermehrung von selbst zerfällt.

Myxoviren nehmen in der Schlußphase ihrer Vermehrung zelleigene Lipide und Polysaccharide auf.

Die Reifung des Herpes simplex-Virus erfolgt zwischen dem Ort des Self-assembly, dem Kern und der Zellmembran. Das Nukleocapsid erhält im Kern eine erste Membran in der Stärke zwischen 6–8 nm, eine weitere kommt entweder beim Durchdringen der Kernmembran oder aber im Zytoplasma hinzu; sie wird aus zelleigenen Membranen gebildet.

Das Vaccinia-Virus erhält seinen letzten Reifezustand nicht durch Membrankomponenten der Wirtszelle, sondern durch im Zytoplasma neu synthetisierte Substanzen, die als Seitenkörper und als Bestandteile des Cores erscheinen.

7. Freisetzung

Neugebildete Viren können auf verschiedene Weise ihre Wirtszelle verlassen:
- auf dem Wege der Zellzerstörung,
- durch Eindringen in die Nachbarzelle,
- durch **Ausknospen (budding)**.

Zu den zellzerstörenden Viren gehören viele Bakteriophagen und Pflanzenviren sowie das Poliomyelitis-Virus. Dabei werden durch die Virusvermehrung entweder so viel Zellstrukturen zerstört, daß sich die Zelle von selbst auflöst, oder der durch die neue Virusgeneration ausgeübte Druck ist so stark, daß die Wirtszelle platzt. Dieses Platzen der Zelle wird bei manchen Bakteriophagen noch dadurch erleichtert, daß ein viruseigenes **Lysozym** die Zellmembran aufweicht.

Bei der zweiten Form der Virusfreisetzung wechselt das Virus von einer kranken Zelle sofort in eine andere gesunde. Daraus ergeben sich großflächige Gewebezerstörungen, wie sie für viele Viruserkrankungen der Pflanzen charakteristisch sind und die der Plaquetechnik animalischer Viren zugrunde liegen.

Viele umhüllte animalische Viren verlassen ihren Wirt durch Ausknospen, manche — wie das Influenza-Virus — auch durch zusätzliches Zerstören von **Rezeptoren** mit Hilfe ihrer **Neuraminidase**. Dieses Ausknospen kann man als Umkehr der Penetration ansehen. Eine besondere Bedeutung erlangte diese Endphase der Virusvermehrung bei den **RNA-Tumorviren** vom **C-Typ**. Darunter sind Knospen mit einem Durchmesser von 100–120 nm zu verstehen, deren zentral gelegener elektronendichter Innenkörper (core) von einer Membran umgeben wird, an die sich eine lockere, aus gruppen- und typenspezifischem Protein gebildete Hülle anschließt. Andere Knospenformen werden als **Typ A** oder **Typ B** bezeichnet. Beim Typ A handelt es sich um ein intrazytoplasmatisch liegendes unreifes (inkomplettes) Virion, B-Partikeln reifen an der Zellmembran, ihre Nukleoide liegen exzentrisch.

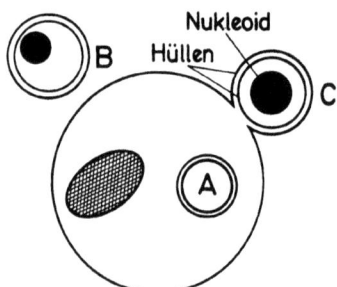

Abb. B2. Typ *A*-, *B*, und *C*-Partikel der RNA-Tumorviren

Am Schluß des Vermehrungszyklus verläßt eine neue Virusgeneration die Zelle. Ihre Stärke hängt zwar von vielen Faktoren ab, doch sie läßt sich unter optimalen Bedingungen für Bakteriophagen mit etwa 100–400 Infektionseinheiten angeben, die für animalische Viren genannten Zahlen liegen um 500 pro Zelle. Mit dem Begriff **Infektionseinheit** wird umschrieben, daß nur als Ausnahme ein einzelnes Virion zur Zellinfektion ausreicht. So sind zur Bildung eines Polyoma-Virus-Plaques auf Hamsterzellen mindestens 30 Virionen erforderlich. Die kleinste publizierte Zahl notwendiger TMV-Partikeln zur erfolgreichen systemischen Infektion einer Tabakpflanze ist sieben.

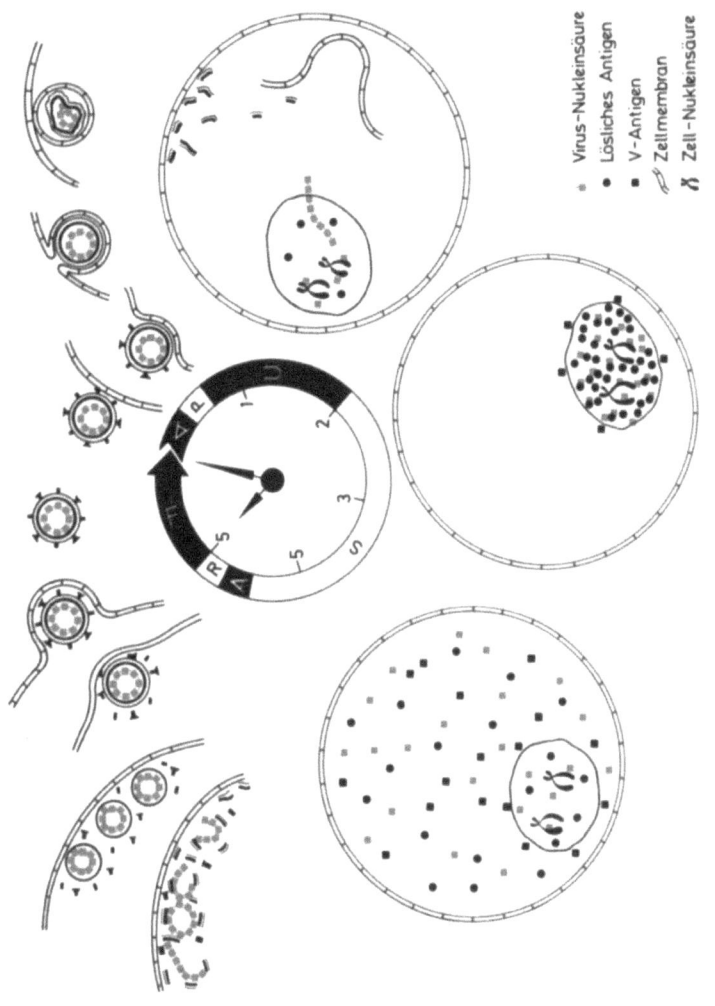

Abb. B3. Vermehrungszyklus des Influenza-Virus

8. Besondere Virus-Wirtszellbeziehungen

Außer den bisher beschriebenen und in Abb. B3 schematisch dargestellten Beziehungen zwischen einem infizierenden Virus und seiner Wirtszelle, gibt es noch außergewöhnliche Formen, von denen die **Virogenie**, die **Zelltransformation** und die **Helferviren** ein besonderes Interesse fordern.

- Virogenie bedeutet den Einbau des Virusgenoms in das Genom der Wirtszelle.
- Die Zelltransformation ist eine morphologisch erkennbare genetische Veränderung einer Zellkultur.
- Helferviren ergänzen das Genom eines anderen Virus zur Infektionsfähigkeit.

Virogenie. Als bekannteste Form der Virogenie ist zuerst die **Lysogenie** zu nennen, zu der als Partner ein Bakterium und ein Bakteriophage gehören. Da dem Bakteriophagen seine zellzerstörende oder lytische Fähigkeit (**virulenter Phage**) verlorengegangen oder blockiert worden ist, nennt man ihn gemäßigt oder **temperent**.

Das integrierende Bakterium ist lysogen, das eingebaute Virusgenom wurde zum **Prophagen**. Die Lysogenie ist eine Integration auf Zeit, ihre Dauer ist von verschiedenen Faktoren zu beeinflussen.

So gibt es in jeder lysogenen Kultur noch einige virulente Phagen — ihr Anteil schwankt zwischen $1:10^2$ bis $1:10^6$ —, aber auch von außen einwirkende physikalische oder chemische Faktoren können temperente zu virulenten Phagen induzieren. Solche **Induktoren** sind z.B. UV-Bestrahlung, Temperaturerhöhung, Peroxide und Mitomycin C.

Da ein lysogenes Bakterium das Phagengenom nur an bestimmten Stellen einbauen kann, sind normalerweise nur ein bis drei Prophagen integrierbar. Mehr Phagengenome können nur dann aufgenommen werden, wenn sie verschiedenen Typen angehören und dadurch unterschiedliche Plätze beanspruchen, oder wenn sich gleichtypische kettenförmig aneinanderhängen.

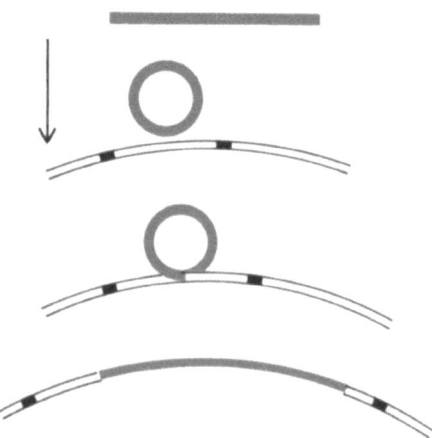

Abb. B4. Einbau der Phagen-DNA in das Bakteriengenom

Die genetische Aktivität des Prophagen bewirkt die Bildung eines **Repressors**, der sowohl die Virionproduktion als auch die Superinfektion durch den gleichen oder einen nahe verwandten Phagentyp verhindert. Der Ein- und Ausbau der Phagen-DNA erfolgt über eine Ringbildung.

Die vielen Möglichkeiten zur Bildung defekter, d. h. genetisch gestörter Prophagen, und zur gezielten Beeinflussung der genetischen Beziehungen in der Lysogenie, die unter den Begriffen der speziellen und allgemeinen Transduktion zu finden sind, bieten der Molekulargenetik ein großes Experimentierfeld.

Eine weitere Form der Virogenie finden wir bei bestimmten animalischen DNA-Viren. Zu ihnen gehören Papova- und Adenoviren sowie verschiedene Spezies aus der Familie der Herpesviren; sie alle werden Tumorviren genannt und in einem eigenen Abschnitt behandelt.

Zelltransformation. Zelltransformation bedeutet die Veränderung eines Teiles einer Zellpopulation in vitro, sie hat mit der Transformation aus der Bakteriengenetik nichts gemeinsam. Zu transformierten Zellen kann es spontan nach langer Kulturzeit kommen, sie sind aber auch kurzfristig induzierbar. Zu induzierenden Faktoren gehören neben Viren auch nichtvirale Mutagene.

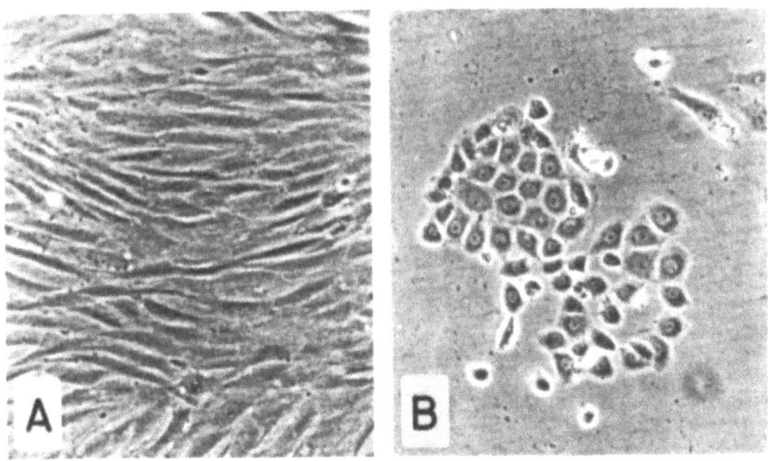

Abb. B 5 A u. B. Zelltransformation. (A) Normale fibroblastische Ratten-Embryonalzellen. (B) Durch Herpes simplex-Virus Typ 1 transformierter Focus. (Für diese Aufnahmen bedanke ich mich bei Herrn Dozent Dr. Ch. Darai, Heidelberg)

Durch Viren transformierte Kulturen sind durch folgende Merkmale erkennbar:

- Änderung der Wachstumseigenschaften durch Verlust der Kontakthemmung.
- Veränderte Zellmorphologie.
- Gesteigerte Wachstumsrate.
- Gesteigerte Fähigkeit zur Subkultur.
- Veränderter Stoffwechsel.
- Veränderter Nährstoffbedarf.
- Veränderungen des Chromosomensatzes von der Diploidie zur Heteroploidie.
- Verminderte Befähigung zur Virusvermehrung.
- Gesteigerte Resistenz nicht nur gegen das transformierende Virus.
- Entstehen neuer Antigene.
- Fähigkeit zur Tumorbildung in vivo.

Da alle zur Zelltransformation befähigten Viren zu den Tumorviren gehören, sind die entstehenden neuen Antigene und die Tumorbildung in vivo durch transformierte Zellen von besonderem Interesse. Neue Antigene entstehen einmal durch Veränderungen der Glykoproteine und Glykolipide der Zellmembran, zum anderen durch die Induktion neuer Oberflächenantigene, die **Transplantationsantigene** genannt werden, sowie von **Tumor-** oder **T-Antigenen**, die im Zellkern lokalisiert und in der **Komplementbindungsreaktion (KBR)** oder im **Immunfluoreszenztest** nachweisbar sind.

Tabelle B 2. Zelltransformierende Viren

Virus	Nukleinsäure	Natürlicher Wirt
Papilloma	DNA	Mensch, Rind
Polyoma	DNA	Maus
Vacuolating agent (SV 40)	DNA	Affe
Herpes simplex 2	DNA	Mensch
Epstein-Barr	DNA	Mensch
Zytomegalie	DNA	Mensch
Adeno	DNA	Mensch, Affe
Rous Sarcoma	RNA	Geflügel
Mäuse Sarcoma	RNA	Maus
Katzen Sarcoma	RNA	Katze
Hühnermyeloblastose	RNA	Geflügel

Da die infizierende und die zelltransformierende Viruseigenschaft an verschiedene Gene gebunden ist, bedeutet eine nicht nachweisbare Virusinfektiosität nicht gleichzeitig auch den Verlust der Transformationsfähigkeit für bestimmte Kulturen.

Die Reaktion transformierter Zellen, in deren Genom Virusgene nachweisbar sind, ist in bezug auf die Vermehrung von DNA- oder

RNA-Viren unterschiedlich. DNA-Viren transformieren nur Zellen in **nonpermissiven Kulturen**, d.h. das Zellgenom unterstützt nicht die Virionsynthese, integriert aber die virale Nukleinsäure. RNA-Viren dagegen vermehren sich auch in den von ihnen transformierten Kulturen.

Helferviren. Zwischen verschiedenen pflanzlichen und animalischen Viren gibt es Beziehungen, die in einem Fall **Coviren** und im anderen **Helferviren** genannt werden, obwohl sich diese beiden Formen nur graduell unterscheiden. Bei Coviren handelt es sich um Viren der gleichen Gruppe mit verschiedenen Nukleinsäuren, die nur gemeinsam infektionsfähig sind. Dazu gehören Viren der Cowpea mosaic-, der Tobacco Rattle-, der Alfalfa mosaic- und der Brome mosaic-Virusgruppe. Viren wie das Mottle- und das Vein-distorting Virus bemühen sich gemeinsam um ihren Überträger (**Vektor**), die Blattlaus, um zu ihrem Wirt, der Tabakpflanze, zu gelangen, die sie nur vereint infizieren können.

Andere Viren sind zwar zur Infektion befähigt, ihre Reproduktion bleibt aber auf einer Zwischenstufe stehen. Zur weiteren Proteinumhüllung und Reifung benötigen sie einen genetischen Helfer. Als Beispiel dafür gelten bestimmte Stämme des Rous Sarcoma Virus, die als Hüllbildner „**Rous-assoziierte Viren**" (**RAV**) benötigen. So synthetisierte Rous Sarcoma-Viren haben Antigenbeziehungen zu ihren Helfern.

Keine antigenen Beziehungen bestehen zwischen der B-Gruppe der Parvoviren und ihren Helfern, den Adenoviren, mit einer dreifachen Partikel- und einer mehr als zehnfachen Genomgröße, die anwesend sein müssen, wenn sich diese sog. **Adeno-assoziierten Viren** im Kern einer Wirtszelle vermehren wollen. Anstelle der Adenoviren können auch Herpes simplex-Viren als Helfer auftreten. Ähnlich verhalten sich die **Satellitenviren** des Tabaknekrose-Virus.

II. Virologische Experimentiersysteme

Bestimmte natürliche Viruswirte wie Protisten, Pflanzen und Tiere, die im Laboratorium gehalten werden können, eignen sich nur dann als Objekte für virologische Experimente, wenn die Folgen der Virusinfektion in einem überschaubaren Zeitraum eindeutig erkennbar oder prüfbar sind. Aus diesem Zwang beschränken sich virologische Experimente auf bevorzugte Viren, deren Kreis sich in dem Maße ausgeweitet hat und noch größer wird, wie neue brauchbare Systeme verfügbar sind.

Sie wurden inzwischen durch das Brutei und die kultivierte Zelle in Form der Organ-, Gewebe- oder Zellkultur besonders für animalische Viren wesentlich verbessert.

1. Protisten

Aus dem Bereich der Protisten, die in Eukaryonten (Algen, Pilze, Protozoen) und Prokaryonten (Bakterien, Blaualgen) unterteilt werden, sind die Bakterien von größtem Interesse. Während dabei molekulargenetisch orientierte Virologen lysogene Systeme bevorzugen, interessieren sich klinische Virologen mehr für lytische.

2. Pflanzen

Für das Virusexperiment werden jüngere Pflanzen bevorzugt. Sie haben eine größere biologische Aktivität, und ihr gegenüber älteren Pflanzen schwächeres Abschlußgewebe erleichtert die experimentelle Infektion, die über gesetzte Wunden bevorzugt am Blatt erfolgt. Die über 300 bekannten Pflanzenviren zeigen ein breites Reaktionsbild mit externen und internen Symptomen.

a) Externe Symptome

Sie zeigen sich am deutlichsten beim Blatt. Hierzu gehören die **Mosaikerkrankungen**. Darunter versteht man buntgefleckte Blätter mit dunkelgrünen, hellgrünen oder gelben Zonen, die oft von pustelförmigen Flecken überlagert werden und bei deren Ausbildung sich die Blattränder einrollen können.

Ein anderes sichtbares Zeichen sind Blattringe, die in Ein- und Vielzahl mit einem zentralen weißen Fleck nekrotisch oder auch chlorotisch auftreten.

Besonders auf Getreide und bei Pflanzen mit länglichen Blättern auftretende Symptome sind Streifen oder Striche.

Eine Tabakinfektion mit Kartoffelvirus Y zeigt charakteristische dunkelgrüne Areale an den Blattadern, andere Pflanzenviren verursachen ein Verdrehen und eine Mißbildung der Adern. Weiter gehört zu den externen Symptomen eine veränderte Blattfarbe und ein Verdicken der Blätter, ein sog. Blattverledern.

Aber nicht nur die Blätter zeigen bestimmte Krankheitszeichen, das gleiche kann auch für die Früchte zutreffen, die klein, mißgebildet oder runzlig werden. Weitere Symptome sind Verkürzung oder Verlängerung der Internodien; bei Bauminfektionen kommt eine Veränderung der Borke vor, die rissig, schuppig oder faulig werden kann.

Als virusbedingte Wurzelveränderungen gelten krebsartige Wucherungen oder abgestorbene Wurzeln.

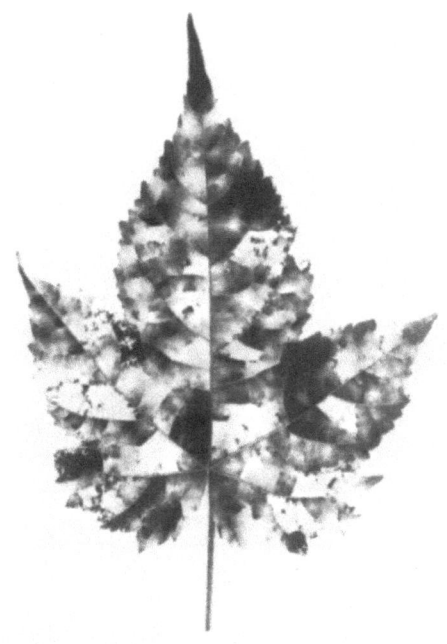

Abb. B6. Durch Abutilonmosaik-Virus verursachte Chlorose an *Abutilon striatum*. (Für diese Aufnahme bedanke ich mich bei Herrn Prof. Dr. C. Wetter, Saarbrücken)

b) Interne Symptome

Zu den internen Symptomen, die meist nur histologisch feststellbar sind, gehören besonders Veränderungen des Phloems. Die interessantesten Symptome sind aber **intrazelluläre Einschlüsse**, die man in kristalline und amorphe trennt; die amorphen sind auch unter der Bezeichnung **„X-Körper"** bekannt. Einschlußkörper sind zwar meist in den Epidermiszellen der Blätter und Stengel zu finden, sie treten aber auch in den Wurzeln und Blüten auf, während sie in anderen Geweben seltener sind.

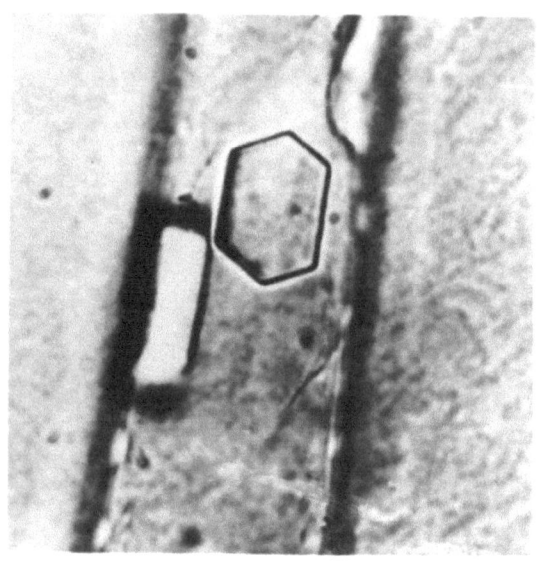

Abb. B 7. TMV-Kristall in einer Haarzelle von *Nicotiana tabacum* „Samsum" (Vergr. 1:1400). (Für diese Aufnahme bedanke ich mich bei Herrn Prof. Dr. C. Wetter, Saarbrücken)

3. Versuchstiere

Zu den bevorzugt für virologische Arbeiten eingesetzten Tieren gehören kleine Labortiere wie Kaninchen, Meerschweinchen, Frettchen, Ratten, Mäuse, Hamster sowie Geflügel und Affen, die für Viruszüchtungen, die Virusdiagnostik und zur Gewinnung von Immunseren verwendet werden.

Die Viruszüchtung in Tieren wird durch in ihnen vorhandene andere Keime oft sehr erschwert, so daß man von dieser Möglichkeit nur dann Gebrauch macht, wenn andere nicht bestehen.

Zur Virusdiagnostik ist jeweils das Tier am besten geeignet, das die Infektion mit typischen Organ- oder Gewebeveränderungen, die makroskopisch sichtbar sind oder über histologische Präparate erkennbar werden, beantwortet. Beispiele dafür enthält die Tabelle B 3.

Zur Gewinnung von Immunseren werden Meerschweinchen und Kaninchen bevorzugt.

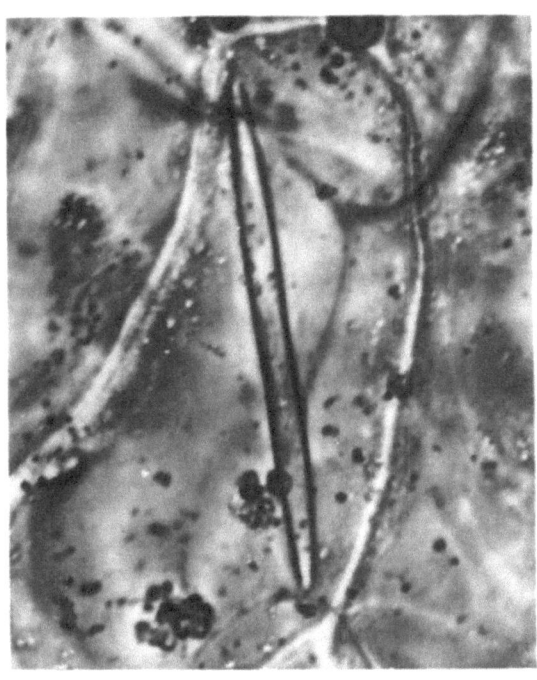

Abb. B 8. Cactus-Virus-X-Parakristall in einer Epidermiszelle von *Epiphyllum spec.* (Vergr. 1:800). (Für diese Aufnahme bedanke ich mich bei Herrn Prof. Dr. C. Wetter, Saarbrücken)

Tabelle B 3. Virusdiagnostik im Tier

Virus	Versuchstier	Virusbedingte Veränderungen	
		Makroskopisch	Histologisch
Coxsackie A	Babymaus	Paralyse, Tod	Degeneration der quergestreiften Muskulator
B		Lähmungen, Tremor	Nekrosen im Fettgewebe
Tollwut	Maus	Tollwut, Tod nach 7–10 Tagen	Negri-Körperchen im Gehirn und in den Speicheldrüsen
Zytomegalie	Meerschweinchen	Tod nach 5–7 Tagen	eosinophile intranukleäre Einschlüsse
Masern	Affen		intranukleäre und intraplasmatische Einschlüsse
Herpes simplex	Haarlose Albinomaus	Hauteruptionen und -verkrustungen	

4. Brutei

Nach vielen vorangegangenen Versuchen einzelner Wissenschaftler, den Hühnerembryo für mikrobiologische Arbeiten zu verwenden, hat er seit 1931 einen bedeutenden Platz in der Virologie. Mehr als 20 Jahre hindurch war er vorherrschend in all den Laboratorien, die sich mit animalischen Viren befaßten. Mit der Entdeckung der Influenza-Virus-Hämagglutination im Jahre 1941 wurde eine Ära der Myxoviren eingeleitet, die uns viele neue Erkenntnisse brachte.

Das Brutei — und das gilt nicht nur für das Hühnerei, sondern auch für das von Enten, Puten, Perlhühnern und Tauben — ist inzwischen durch entwickelte Beimpfungstechniken mit allen seinen Geweben und Organen für viele animalische Virusarten erschlossen worden.

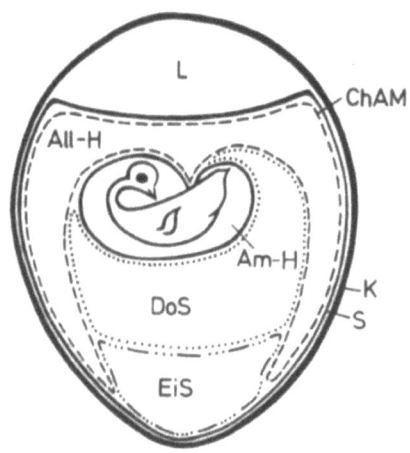

Abb. B 9. Das 11 Tage bebrütete Hühnerei. K: Kalkschale, S: Schalenhaut, L: Luftblase, All-H: Allantoishöhle, Am-H: Amnionhöhle, EiS: Eiweißsack, DoS: Dottersack, ChaM: Chorioallantoismembran

Der Nachweis der erfolgten Virusvermehrung kann leicht durch den in-vitro-Hämagglutinintest oder durch sichtbare Veränderungen des Embryos oder der Bruteimembranen erbracht werden.

Im **Hämagglutinintest** werden Verdünnungen der Allantois- oder der Amnionflüssigkeit hergestellt und mit geeigneten Erythrozytensuspensionen gemischt. Im Gemisch vorhandene Viren verbinden sich über ihr an der Oberfläche der Hülle liegendes Hämagglutinin mit Rezeptoren der Erythrozytenmembran. Auf diese Weise werden die Erythrozyten so lange am Sedimentieren gehindert, wie die Bindung anhält. Sie endet nach wenigen Stunden und hinterläßt weiter agglutinationsfähige Viren und agglutinationsunfähige Erythrozyten. Die noch agglutinierende Verdünnungsstufe wird als sogenannter Titer angegeben, er ist ein grober Anhaltspunkt des Virusgehaltes der Originalsuspension, da sich das Maß „hämagglutinierende Einheit" aus Tausenden von Einzelpartikeln zusammensetzt, deren biologische Aktivität sehr unterschiedlich sein kann. Graduelle Verbesserungen sind mit photometrischen Gehaltsbestimmungen zu erreichen.

Makroskopisch oder histologisch erkennbare Embryo- und Membranveränderungen sind z.B. der Tod, Embryopathie, Mißbildung, Wachstumshemmung, Blutungen und Stauungen auf der embryonalen Haut, Einzelherde und großflächige Läsionen oder Nekrosen auf Membranen.

Tabelle B 4. Nachweis der Virusvermehrung im Brutei

Virus	Klinische Symptome	Befunde nach Membranbeimpfung	Hämagglutination
Influenza	z.T. Tod und Membranentzündungen	z.T. großflächige Trübungen	+
Vaccinia	Tod	Einschlußkörper, Herde, Nekrosen	
Herpes simplex	Stammabhängiger Tod	Einzelherde, Nekrosen, Hämorrhagien, Einschlußkörper	
Klassische Geflügelpest	Tod, Blutungen und Stauungen auf der Haut		+
Newcastle Disease	Tod, hyperämische Gefäße und Leber		+

5. Zellkulturen

Die Zellkultur als mögliche Massenkultur für virologisches Arbeiten jeder Art stellt den derzeitigen Höhepunkt einer Entwicklung dar, die am Ende des vorigen Jahrhunderts mit isolierten und in vitro gehaltenen Nervenzellen begann, über isolierte Organe und Gewebe zur Organ- oder Gewebekultur und schließlich zur Zellkultur führte. Sie gehört heute zum Grundinstrumentarium jedes Viruslaboratoriums unabhängig davon, welches virologische Teilgebiet bearbeitet wird.

Zellkulturen kann man aus den verschiedensten tierischen und menschlichen Geweben durch Aufschluß mit Proteasen oder anderen Substanzen und Methoden in Einzelzellen selbst isolieren (**Primärkulturen**) oder als **permanente** oder **diploide** Stammkulturen kaufen. Die Möglichkeiten ihrer Anwendung sind so vielfältiger Art, daß alle anderen Methoden zurückgedrängt wurden. Mit der etwa 1960 eingeleiteten Isolierung und Kultur von Insekten- und Zeckenzellen steht sie für Arbeiten mit allen animalischen Viren und pflanzenpathogenen Insektenviren zur Verfügung.

Tabelle B 5. Zellkulturmerkmale

Kulturtyp	Subkultur	Kultur in Suspension	Spontane Zelltransformation	Karyotyp
Primärkultur	bis Sekundärkultur	nein	nein	diploid
Diploide Kultur	bis etwa 50	nein	nein	diploid
Permanente Kultur	unbegrenzt	ja	möglich	heteroploid

Tabelle B 6. Einige für Viruszüchtungen geeignete Zellkulturen

Virus	\multicolumn{10}{c}{Zellkulturen}									
	1	2	3	4	5	6	7	8	9	10
Adeno	+		+	+	+	+				
Coxsackie A	T	T	T	T	T					−
Coxsackie B	+	+	+	+	+	−		+	−	
ECHO	+	+	+	+						
Gelbfieber	+		+	+			+	+		+
Herpes simplex	+	+	+	+	+	+	+	−	+	+
Influenza A	+	+	+	+	−	+	+	+		+
Influenza B	+	+	+	+	+	+	+	+		+
Lymphozytäre Choriomeningitis				+			+			
Masern	+	+	+	+	+	+	+	+		
Mumps	+		+	+	+		+			+
Poliomyelitis	+	+	+	+	+				−	−
Rubella	+	+	+					+	+	
SV 40	+	+	+	+	−	+		+		+
Vaccinia	+	+	+	+	+	+	+		+	+
Variola				+			+	+		
Varizellen/Zoster	+			+	+		−	−		
Zentraleuropäische Encephalitis	+			+		+				
Zytomegalie				+		(+)				

Zellkulturen aus: *1* Primären Rhesusaffen-Nieren; *2* Primären Cynomolgusaffen-Nieren; *3* Vero (Permanente Affennieren); *4* HeLa (Permanentes Cervix-Carcinom); *5* Hep-2 (Permanentes Larynx-Epitheliom); *6* Primären Kaninchennieren; *7* Primären Hühnerembryonalzellen; *8* Primären Hamsternieren; *9* Permanenten Kaninchennieren RK 13; *10* Permanenten Hamsternieren BHK 21; *T* Für einige Typen geeignet; *Freies Feld*: Nicht oder nur für einzelne Typen geprüft

Die hauptsächlich angewendeten Formen sind die **Einschicht-** und die **Suspensionskultur**. Im ersten Fall entsteht ein am Gefäßboden haftender Zellrasen, dessen Veränderung durch Viruseinwirkung leicht mikroskopisch zu beobachten ist, im zweiten werden die Zellen am Sedimentieren gehindert, was z.B. für Viruszüchtungen zum Erzielen höherer Virusgehalte von Vorteil sein kann. Will man Viruseffekte in den Primärherden fixieren, so werden Einschichtkulturen nach der Virusbeimpfung mit Agar überschichtet; diese Methode nennt man **Plaquetechnik**.

Nach der Zellform unterscheidet man zwischen **epithelialen** und **fibroblastischen Zellen**, sie prägen den Typ der Kultur.

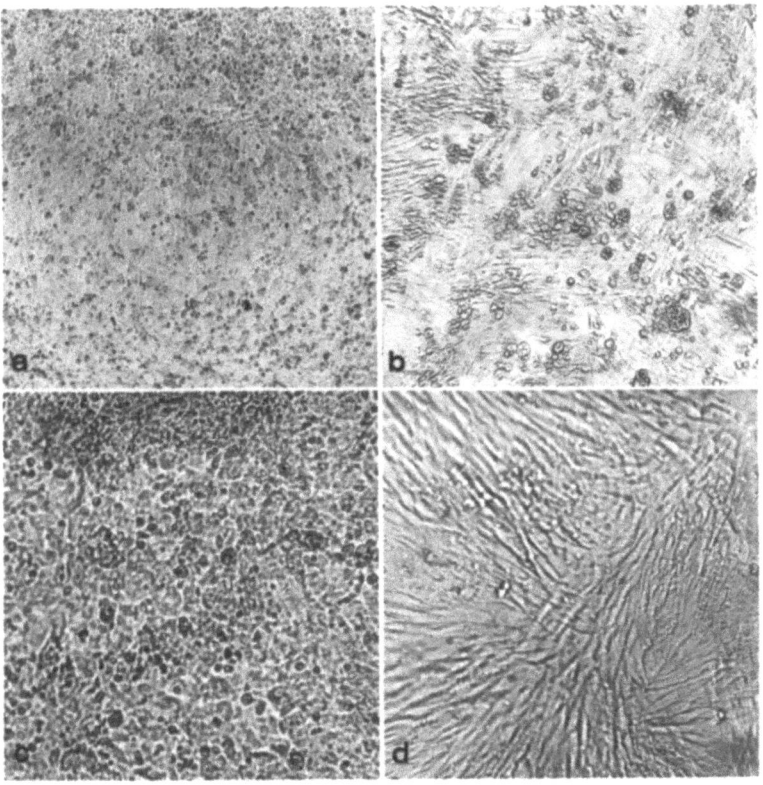

Abb. B 10 a–d. Zellkulturtypen. (a) Permanente HeLa-Zellen, (b) primäre Hühnerembryonalzellen, (c) primäre Kälberhodenzellen, (d) diploide Humanembryozellen

Der Erfolg der Viruszüchtung ist entweder mikroskopisch über typische Veränderungen des Zellrasens erkennbar oder läßt sich über einfache Teste leicht nachweisen. Zu den typischen Zellveränderungen, die man **zytopathische Effekte** nennt und die einzeln oder kombiniert auftreten, zählen:
- Granulierungen,
- Zellabrundungen,
- Zytolyse mit Zelltod,
- zytoplasmatische und nukleäre Vakuolen,
- Blasenbildung,
- Vergrößerung oder Verkleinerung des Zellkerns,
- zytoplasmatische und nukleäre Einschlußkörper,
- Zellverschmelzungen (Synzytien = Riesenzellen),
- Zellproliferation und Zelltransformation,
- Chromosomenaberrationen.

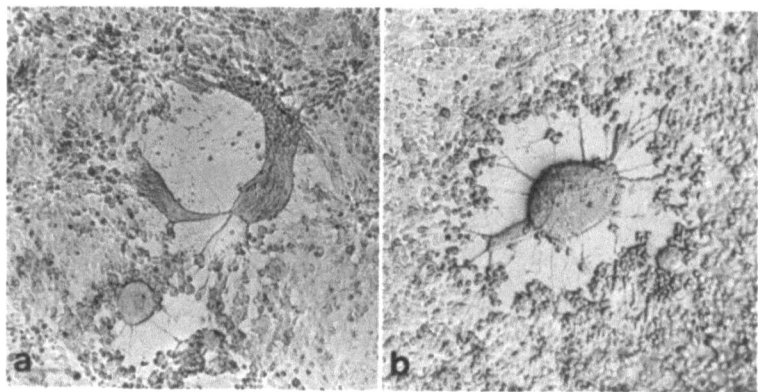

Abb. B 11 a u. b. Durch Herpes simplex-Virus verursachte zytopathische Effekte auf HeLa-Zellen

Die Züchtung von Viren, die keine zytopathischen Effekte verursachen, muß in anderen, mit sichtbaren Effekten verbundenen Systemen (Tierversuch) überprüft werden, wenn sie nicht zu den hämagglutinierenden Viren gehören, von denen sich die meisten entweder in vitro im **Hämagglutinintest** oder aber im **Hämadsorptionstest** nachweisen lassen. Für die Hämadsorptionsreaktion wird die Zellkultur am Ende der Vermehrungszeit mit einer Erythrozytensuspension überschichtet und nach einer Zeit von 30–60 min abgewaschen. Während dieser Zeit haben sich Erythrozyten mit dem Hämagglutinin der in der Zellmembran liegenden Viren verbunden und bilden so kleine, fest haftende Erythrozyteninseln.

Zu den erythrozytenbindenden animalischen Viren gehören neben den Myxoviren auch Pocken-, Toga-, Adeno- Reo-, einige Corona- und Enteroviren sowie das Tollwut- und das Röteln-Virus.

III. Virusdiagnostik

Virale Infektionen werden im Laboratorium auf zwei Wegen diagnostiziert:
- Nachweis des Virus oder von Virusantigenen.
- Nachweis, daß durch das Virus im Wirt Immunreaktionen ausgelöst wurden.

Eine Bedingung für erfolgreiches diagnostisches Arbeiten ist die Kenntnis einiger Grundregeln bei den Einsendern von Untersuchungsmaterial, weil nur dann gezielte Untersuchungen schnell eingeleitet und mit einer sicheren diagnostischen Aussage abgeschlossen werden können:
- Der Erregerverdacht ist entsprechend den beobachteten klinischen Symptomen einzuengen.
- Viren können nur in bestimmten Krankheitsphasen isoliert werden.
- Isolierte Viren sind temperaturempfindlich, deshalb sind sie schnell und im Kühlgefäß zu transportieren.
- Die Immunantwort eines Infizierten ist eine Reaktion über Zeit, deshalb sollten für immunologische Teste möglichst zwei Seren, die in verschiedenen Krankheitsstadien gewonnen wurden, zur Verfügung stehen. Das erste Serum sollte aus der akuten Krankheitsphase stammen — gewöhnlich ist das die erste Krankheitswoche —, die zweite Blutprobe sollte nicht früher als zehn Tage danach und nicht später als vier Wochen nach Krankheitsbeginn entnommen sein.

1. Virus- und Virusantigen-Nachweis

Animalische Viren lassen sich aus Organen, Körperflüssigkeiten wie Blut — bei intrauterinen Infektionen aus dem Nabelschnurblut — und Urin sowie aus Rachenspülwasser und Stuhlproben isolieren oder durch nachfolgende Züchtungen in ausreichenden Mengen gewinnen. So lassen sich in Geweben latent vorhandene Viren oder ins Wirtszellgenom eingebaute Genome mancher Tumorviren durch die **Co-Kultur** mit einem für die Vermehrung des Virus geeigneten (permissiven) Zelltyp züchten.

Pflanzenviren werden bevorzugt aus lokalen Infektionsherden des Blattes gewonnen, Insektenviren relativ leicht aus mazerierten Larven oder in Abhängigkeit vom Virustyp aus verschiedenen Insektenorganen.

Mit hergestellten Virussuspensionen ist der elektronenmikroskopische direkte Nachweis möglich, wenn entweder das Virion unverwechselbar ist wie z. B. das Pockenvirus, oder wenn es durch Präparieren mit typenspezifischem Antiserum gelingt, die Virus-Antikörper-Agglutinatbildung zu beweisen (Abb. B 12).

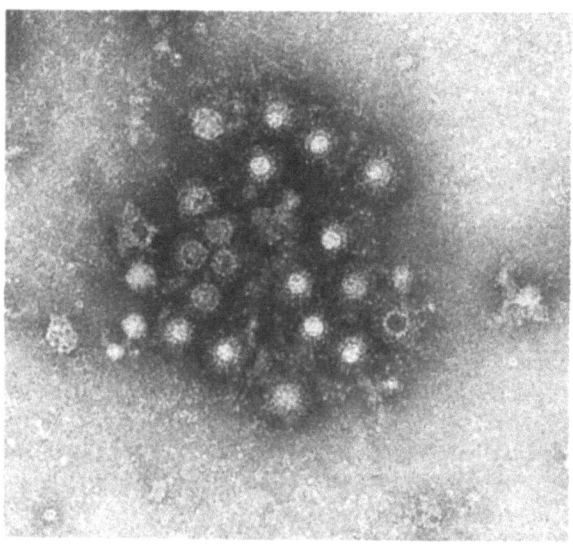

Abb. B 12. Immun-elektronenmikroskopischer Virusnachweis. Vergr. 1:132000. (Für diese Aufnahme bedanke ich mich bei den Herren Prof. Dr. H.-J. Gerth und Dr. B. Flehmig, Tübingen)

Durch die Technik der Immunfluoreszenz, bei der eine an typenspezifische Antikörper gebundene fluoreszierende Substanz mit virusinfizierten Zellen zusammengebracht wird, lassen sich Viren oder Virusantigene in Zellen mikroskopisch erkennen. Eine weitere Möglichkeit des Virusnachweises besteht darin, Virusmaterial in Wirte (Tiere, Bruteier,

Zellkulturen) zu verimpfen, die mit typischen Krankheitszeichen reagieren. Ist das Krankheitssymptom allein nicht beweisend, so kann man durch eine nachfolgende Typisierung den Erreger identifizieren.

Die **Virustypisierung** ist eine Neutralisierung der Virusinfektiosität durch typenspezifische Antikörper in vitro. Dazu wird normalerweise eine festgelegte Virusmenge, die durch Verimpfen von Virusverdünnungen in der sogenannten Infektionstiterbestimmung ermittelt wurde, mit einem bekannten Immunserum in verschiedener Verdünnung gemischt. In einer bestimmten Zeit verbinden sich die Viren mit ihrem typischen Antikörper und werden so neutralisiert. Danach werden die Virus-Antikörpergemische in ein geeignetes Wirtssystem verimpft, und es wird geprüft, bis zu welcher Serumverdünnung der gewünschte Neutralisationseffekt eintrat. Die höchste wirksame Serumverdünnung wird als Neutralisationstiter angegeben.

Ein Teil der für diese Teste erforderlichen Typenseren wird in speziellen Instituten hergestellt und von ihnen vertrieben oder für wissenschaftliche Zwecke abgegeben. So stehen zur Pflanzenvirus-Typisierung etwa 80 Immunseren zur Verfügung, die Zahl der verfügbaren Typenseren für animalische Viren ist noch höher.

Die Gewinnung von Immunseren gehört aber auch mit zu den Aufgaben eines diagnostischen Viruslabors. Dazu werden sowohl bei animalischen Viren als auch bei Pflanzenviren Labortiere wie Meerschweinchen und Kaninchen bevorzugt, doch werden z. B. auch Mäuse, Frettchen, Frösche, Hühner, Ziegen, Pferde und Affen verwendet.

Hochwertige Immunseren werden erzielt, wenn das Antigen den Tieren wiederholt verabfolgt wird. Für die einzelnen Viren sind optimale Methoden entwickelt worden; dazu gehört auch die Anwendung von **Adjuvantien**, durch die antikörperinduzierende Eigenschaften des Antigens gesteigert werden. Zu den Adjuvantien gehören Aluminiumverbindungen wie Aluminiumoxid, Aluminiumhydroxid, Aluminiumphosphat sowie das Freundsche Adjuvans, das sich aus einem Mineralöl, einem Emulgator und abgetöteten Mykobakterien, die im Mineralöl suspendiert wurden, zusammensetzt.

In Einzelfällen ist es auch möglich, ein Virus über einen sogenannten **Interferenztest** in Zellkulturen nachzuweisen, wenn auch nicht absolut sicher. Darunter versteht man das Verimpfen von Material, für das der Verdacht auf Anwesenheit eines nicht zytopathogenen Virus besteht, und der nach einigen Tagen folgenden Infektion der gleichen Zellkultur mit einem bekannten, zytopathische Effekte verursachenden Virus. Aus dem Ausbleiben des zytopathischen Effektes schließt man auf den vermuteten Erreger im Prüfmaterial, der durch seine Vermehrung die des Indikatorvirus verhindert hatte.

Ein solches Interferenzsystem war z.B. für die Röteln-Virus-Diagnostik von Bedeutung, solange keine Zellkultur mit zytopathischen Röteln-Virus-Effekten zur Verfügung stand. Dabei erwiesen sich Nieren-Zellkulturen des Grivetaffen als am empfindlichsten. Geeignete Indikatorviren waren verschiedene ECHO- und Coxsackieviren sowie das Poliomyelitis Typ 1-Virus und andere.

2. Immunologische Teste

Jedes Virus ist ein Antigen. Es hat die Fähigkeit, in Wirbeltieren eine Immunantwort auszulösen und mit den synthetisierten Trägern der Immunität, den **Antikörpern, Immunkomplexe** zu bilden. Die Antikörper haften in großen Mengen auf den Oberflächenmembranen der B-Lymphozyten[1] und in geringem Maße auf denen der T-Lymphozyten[2]. Die an B-Lymphozyten gebundene Immunität nennt man humoral, die zweite zellgebunden.

Beide Systeme reagieren spezifisch, d.h. zum Antigen-Antikörperkomplex kommt es nur dann, wenn der Antikörper mit dem Antigen zusammentrifft, durch den er gebildet wurde. Darüber hinaus gibt es in der Infektabwehr unspezifisch wirkende Faktoren, zu denen die **Phagozytose**[3], das **Properdin-** und **Komplementsystem**[4] sowie die für Virusinfektionen besonders interessanten **Interferone** gehören.

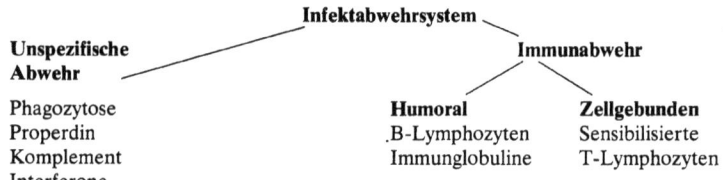

Abb. B13. Die Immunabwehr

---

[1] B-Lymphozyten werden beim Geflügel unter dem Einfluß der im Enddarm liegenden Bursa Fabricii synthetisiert; beim Menschen in Organen, die als Bursa-Äquivalent-abhängige anzusehen sind. Dazu gehören das Knochenmark, die Milz, die Lymphknoten und die Tonsillen.

[2] Es sind die sich vom Thymus herleitenden kleinen Lymphozyten.

[3] Phagozytose bezeichnet eine Form der Partikelaufnahme durch bestimmte Zellen. Zu den Phagozyten gehören Leukozyten sowie freie oder im Reticuloendothelialen System (RES) gebundene Makrophagen. An der Antigenoberfläche haftende Antikörper erleichtern die Phagozytose.

[4] Komplement ist ein System von Faktoren, das im normalen Serum vorkommt und das durch eine Antigen-Antikörperreaktion aktiviert wird. Als seine Hauptaufgabe nimmt man die Abwehr und die Vernichtung eingedrungener Antigene an. Bisher sind neun Komponenten bekannt, die mit $C1-C9$ bezeichnet werden. Das Properdin-System ist an der Aktivierung der $C3$-Komponente beteiligt.

Die sensibilisierten, d. h. die an einem Infektionsherd auf ein Antigen eingestimmten T-Lymphozyten zirkulieren im Körper und ergänzen die Abwehrkraft der humoralen Antikörper besonders gegen große, an der Zelloberfläche liegende Antigene. Dazu gehören z. B. die Pockenviren und die sich durch Ausknospen von der Wirtszelle lösenden Viren, zu denen auch die Typ C-Tumorviren gehören.

Für virologisch-immunologische Teste sind die **Immunglobuline** (Ig), die zu den γ-Globulinen gehören, von besonderem Interesse. Von den fünf bisher definierten Klassen sind die IgM, IgG und IgA für die Virusdiagnostik die wichtigsten.

Tabelle B 7. Charakterisierung der Immunglobuline

Ig	Mol.-Gew. ($\times 10^5$)	Gehalt im Normalserum (%)	Hauptsächliches Vorkommen	Nachweis in der KBR	Sedimentationskonstante	Halbwertzeit (Tage)
A	1,7	0,02–0,5	Schleimhäute,		7	6
	4,0		Sekrete		11	
G	1,5	0,6–1,5	Serum	+	7	23
M	9	0,05–0,2	Serum, intravaskulär	+	19	5
D	1,5	0,0003–0,04	intravaskulär		7	3
E	1,9	0,00001–0,00014	Serum		8	2

IgM läßt sich bereits am 1. Infektionstag nachweisen, sein Gehalt erreicht aber nach wenigen Tagen den Ausgangswert. Als größtes Immunglobulin kann es normalerweise Gewebe nicht passieren. Es kann vom Föten synthetisiert werden. Der Antikörper neutralisiert die infektiöse Viruseigenschaft.

IgG ist etwa vom 4. Tag an über mehrere Wochen das Hauptglobulin im Serum. Es kann die Plazenta durchdringen. Seine schützende Funktion erfüllt IgG u. a. durch Verteilen des Antigens im Körper, wodurch die Phagozytose gefördert wird.

IgA wird in den Geweben synthetisiert, die zuerst mit dem Virus in Kontakt kommen. Das sind die Schleimhäute des Nasen-Rachenraumes und des Dünndarmes. Es wird als sekretorisches IgA in einer dimeren Form auf die Schleimhäute sezerniert, um Erreger abzufangen. Über die Schutzfunktion des im Serum vorhandenen monomeren IgA ist wenig bekannt, möglicherweise ist es lediglich die Transportform.

So sind es im wesentlichen das IgG und das IgM, die für immunologische Methoden des Virusnachweises herangezogen werden.

Um die Antigen-Antikörperreaktionen sichtbar zu machen, nutzt man besonders drei Reaktionsweisen aus: Die Präzipitation, die Agglutination und die Lyse.

In der **Präzipitation** bilden lösliche Antigene und Antikörper einen Niederschlag (Präzipitat) unter der Voraussetzung, daß der Antikörper mehrere Antigen-Bindungsstellen für eine Vernetzung hat. Das ist sowohl beim IgG mit zwei als auch beim IgM mit mindestens fünf Bindungsstellen der Fall. Zu den Präzipitationsreaktionen gehören die Diffusions- und Elektrophorese-Methoden.

In der **Agglutination** reagieren Antikörper mit geformten Antigenen nach dem in der Präzipitation angegebenen Muster.

In der **lytischen Reaktion** löst der Antikörper das Antigen bei Anwesenheit der hitzelabilen Serumkomponente Komplement, die sich an den Antigen-Antikörperkomplex anlagert und dabei verbraucht wird, auf. **Komplement** besteht aus mindestens neun verschiedenen Proteinen, die alle oder teilweise bei den einzelnen Methoden beansprucht werden. So verlangt die Komplementbindungsreaktion alle neun Komponenten, die mit C1–C9 bezeichnet werden, während für die Immunadhärenz lediglich C1–C4 erforderlich sind.

Die Fähigkeit zur Immunantwort, zur Abwehrreaktion gegen eingedrungene Antigene, ist im Laufe der Evolution lediglich von Vertebraten entwickelt worden. Das bedeutet, daß nur Viren, die als natürlichen Wirt einen Vertebraten haben, in ihrer Vermehrung auch durch die in ihm ausgelöste Immunantwort beeinflußt werden können. Damit lassen sich nur im Bereich animalischer Viren natürliche Infektionsabläufe über immunologische Studien im Wirt verfolgen bzw. kontrollieren. Will man etwas über die antigenen Komponenten der Pflanzenviren oder Bakteriophagen erfahren, was z. B. für Typisierungen oder Klassifizierungen von Bedeutung ist, dann muß man sie Tieren zur Immunserumgewinnung parenteral verabreichen. Dadurch lassen sich aber auch alle Virusarten durch immunologische Teste identifizieren. Nach dem Umfang ihrer Anwendung und dem Reaktionstyp kann man sie in serologische Routineteste und ergänzende Verfahren, die besonders für wissenschaftliche Arbeiten notwendig sind, einteilen.

a) Serologische Routineteste

Serologische Reaktionen können durch im Serum vorhandene Komponenten beeinflußt werden. Um hitzelabile Störfaktoren wie das Komplement und bestimmte Inhibitoren der Agglutinationsteste auszuschalten, wird in der Regel jedes Testserum 30 min bei 56° C inaktiviert.

Als serologische Routineteste können für animalische Viren der Neutralisationstest, der Hämagglutinations- und Hämadsorptionshemmungstest, die Komplementbindungsreaktion (KBR), die IgM-Bestimmung und für Pflanzenviren der Präzipitintest auf dem Objektträger sowie Agargeldiffusionsteste angesehen werden.

Neutralisationstest. In diesem Test wird die Infektiosität des Virus neutralisiert. Man kann mit einem bekannten Virus das Serum auf dazugehörige Antikörper prüfen oder mit einem Typenserum den isolierten Erreger identifizieren.

Bei der Antikörperbestimmung wird eine bekannte Virusmenge mit verschiedenen Serumverdünnungen und bei der Virusbestimmung eine konstante Serummenge mit verschiedenen Virusverdünnungen gemischt. Nach einer bestimmten Zeit, in der sich der Antigen-Antikörperkomplex bilden kann, werden die Gemische in ein geeignetes Wirtssystem verimpft. Passen Virus und Antikörper zusammen, so werden die spezifischen Viruseffekte verhindert oder gemindert, wie z. B. im Plaque-Reduktionstest.

Hämagglutinationshemmungstest. In der Hämagglutinationshemmung lassen sich jene Viren mit Typenseren bestimmen, die Hämagglutinin an ihrer Oberfläche tragen und sich mit ihm an geeignete Erythrozyten binden. Im Test mit Reoviren werden Human-, mit Paramyxo- und Parvoviren Meerschweinchen- und mit Orthomyxo- und Pockenviren Hühner-Erythrozyten bevorzugt verwendet.

Zuerst wird jedem Teströhrchen einer Serum-Verdünnungsreihe eine bestimmte Menge des bekannten Virus zugesetzt. Nach Durchmischen läßt man die Röhrchen unter optimalen Bedingungen (Zeit, Temperatur) stehen, ehe Erythrozyten zugefügt werden.

In den Röhrchen mit komplett an Antikörper gebundenem Antigen kommt es zu keiner Hämagglutination, d. h. die Erythrozyten sedimentieren am Röhrchenboden. Dieser Hemmungstest ist ebenso wie der Neutralisationstest auch zur Bestimmung eines unbekannten hämagglutinierenden Virus geeignet, wenn bekannte Typenseren verwendet werden. Besonders die Influenza-Virusstämme werden auf diese Weise bestimmt und eingeordnet.

An die Stelle des Virus kann das abgespaltene Hämagglutinin treten.

Hämadsorptionshemmungstest. Die Hämadsorptionshemmung wird in Zellkulturen geprüft. Sie ist besonders für die Typisierung jener Viren geeignet, die Hämagglutinin bilden und in Zellkulturen nur einen schwachen oder keinen zytopathischen Effekt zeigen wie Myxo- und Paramyxoviren.

In den Zellmembranen liegende und ausknospende Viren können Erythrozyten — z. B. vom Huhn oder von Meerschweinchen — fest binden. Werden vor den Erythrozyten aber Antikörper angeboten, so verhindert der gebildete Antigen-Antikörperkomplex die Hämadsorption.

Im Test wird der Zellrasen etwa zwei Tage nach dem Beimpfen mit Virusmaterial gewaschen und mit bekanntem Typenserum bedeckt. Nach Inkubieren während 30 min bei Zimmertemperatur wird das Serum entfernt, und die Kultur wird mit einer Erythrozytensuspension überschichtet. Die Hämadsorption in den serumfreien Kontrollen und ihre Hemmung in den anderen Kulturen wird nach einer kurzen Bindungszeit bei + 4° C mikroskopisch geprüft.

Komplementbindungsreaktion (KBR). Die KBR ist eine in-vitro-Reaktion, die vor allem zum Antikörpernachweis einer frischen

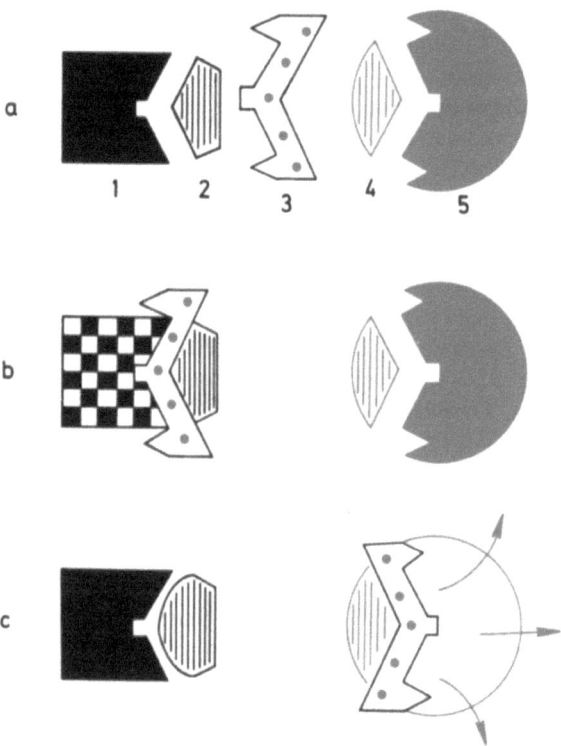

Abb. B 14 a–c. Die Komplement-Bindungsreaktion. *1.* Virus, *2.* Virusspezifische Antikörper, *3.* Komplement, *4.* Hämolysierende Antikörper, *5.* Erythrozyt. Weitere Erläuterungen s. Text.

Infektion angewendet wird. Sie ist ein Test mit zwei Reaktionsstufen, die durch das in beiden Stufen notwendige Komplement miteinander verbunden sind. Die fünf Komponenten der KBR zeigt die Abb. 14a.

In der ersten Teststufe werden das Virus und der zu prüfende Antikörper zusammengebracht. Passen beide Partner zueinander, so bildet sich ein Komplex Virus-Antikörper-Komplement (Abb. 14b). Dabei wird das Komplement verbraucht, und es steht der zweiten Teststufe nicht mehr zur Verfügung. In ihr werden Schaferythrozyten von ihren zugefügten Antikörpern dann zerstört oder hämolysiert, wenn das dafür erforderliche Komplement noch frei ist (Abb. 14c).

Durch Vorversuche sind die Aktivitäten der bekannten KBR-Komponenten zu prüfen und aufeinander abzustimmen. Es wird eine Komplementmenge gewählt, die bei einer spezifischen Reaktion Antikörper-Virus verbraucht wird, damit nicht ein Komplementüberschuß in der zweiten Stufe zu einer Hämolyse und damit zu einem Fehlurteil führt.

Die KBR ist ebenso zur Virusidentifizierung geeignet, wenn Virustypenseren verwendet werden.

IgM-Bestimmung. Die IgM-Bestimmung eignet sich besonders für den Nachweis einer pränatalen Infektion, da der Fötus etwa von der 20. Woche ab diesen Antikörper synthetisiert, mütterliches IgM aber ohne Zerstörung der Plazenta nicht in den fötalen Kreislauf gelangen kann. Eine große praktische Bedeutung hat sie bei Infektionen mit embryotoxischen Viren, wobei die teratogenen Röteln- und Zytomegalie-Viren obenan stehen.

Da mütterliches IgG die Plazentaschranke überwindet — wodurch das Neugeborene bis in die ersten Lebensmonate hinein geschützt wird — und die serologischen Testmethoden beide Antikörper gemeinsam nachweisen, ist für die pränatale Diagnostik die vorherige IgM-Abtrennung notwendig. Sie kann elektrophoretisch oder durch Dichtegradienten-Zentrifugation erfolgen. Für weitere Prüfungen eignen sich neben einer quantitativen Bestimmung in der Ultrazentrifuge und der Agar-Gelelektrophorese z.B. die KBR, der Hämagglutinationshemmungstest und die Methode der indirekten Immunfluoreszenz.

Präzipitinteste. Antikörper, die präzipitieren, bilden mit ihrem spezifischen gelösten Antigen einen unlöslichen Komplex, der relativ schnell ausfällt und sichtbar wird. Man kann Präzipitationen für Serienuntersuchungen mit geringen Antigen- und Antikörpermengen als Mikrotest auf dem Objektträger oder in einer Agarplatte durchführen.

Agar-Diffusionsteste. Mit den verschiedensten Agar-Diffusionsmethoden lassen sich Antikörper bestimmen und Antigengemische in ihre

Komponenten aufspalten. Quantitatives Arbeiten ist möglich, da die gebildeten Präzipitatlinien in ihrer Lage, ihrer Stärke und ihrer Wandergeschwindigkeit eine Beziehung zum Antikörper- bzw. Antigengehalt haben.

In der einfachen Diffusion läßt man eine Komponente wandern, in der Doppeldiffusion bewegen sich Antigen und Antikörper in einer reinen Agarzone aufeinander zu.

In der einfachen Diffusion (**Oudin-Technik**) wird der Antikörper in Agar eingebettet und mit der Antigenlösung überschichtet, oder aber in einer Petrischale werden in den antikörperhaltigen Agar Löcher gestanzt, in die Antigen eingebracht wird. Im ersten Fall spricht man von einer eindimensionalen, im zweiten von einer zweidimensionalen einfachen Diffusion. Eine quantitative Antikörpergehaltsbestimmung ist in der radialen Immundiffusion auf der Agarplatte möglich, wenn nach beendeter Diffusion die Größen der kreisförmigen Flächen errechnet werden, die sich von den antigenhaltigen Stanzlöchern bis zu den Präzipitatbanden erstrecken.

In der Doppeldiffusion herrscht die zweidimensionale Technik nach **Ouchterlony** vor, mit der sich mehrere Antigene und Antikörper in

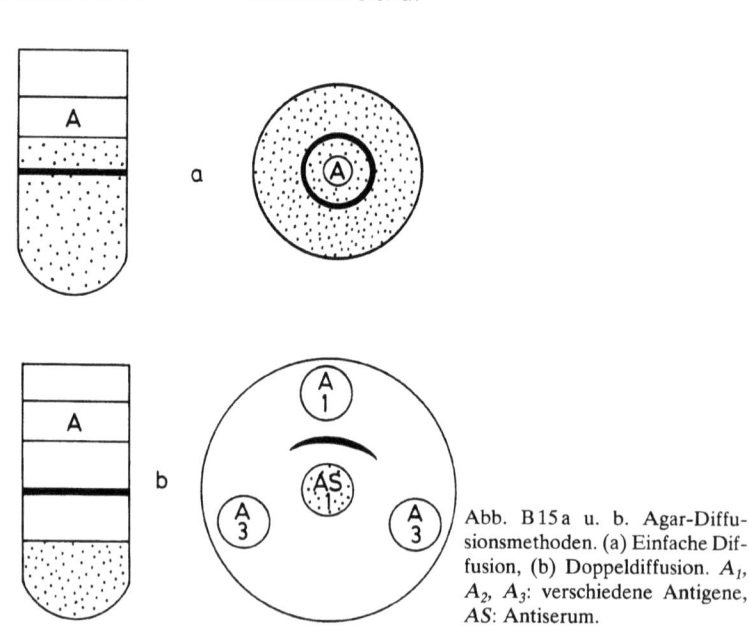

Abb. B 15 a u. b. Agar-Diffusionsmethoden. (a) Einfache Diffusion, (b) Doppeldiffusion. A_1, A_2, A_3: verschiedene Antigene, AS: Antiserum.

Agarplatten vergleichend auch quantitativ messen lassen. In Abhängigkeit von der Stärke der Antigen-Antikörperbeziehungen zwischen den einzelnen Testkomponenten ergeben sich die verschiedensten Präzipitatlinien und Präzipitatüberschneidungen.

b) Ergänzende immunologische Teste

Für die Prüfung einzelner Probleme wie z. B. die Frage von Antigenverwandtschaften, der Antigenaufspaltung, der Gruppen- oder Typenspezifität oder sich überschneidender Antikörperschutzwirkungen (Kreuzimmunität) stehen verschiedene andere Methoden zur Verfügung, die oft aufwendiger, aber auch empfindlicher sind, wie die Tabelle B 8 zeigt.

Tabelle B 8. Empfindlichkeit immunologischer Methoden

Methode	Nachweisbarkeitsgrenze in μg/ml bei etwa
Doppeldiffusion nach Ouchterlony	40
Lineare Immundiffusion	12,5
Radiale Immundiffusion	10
KBR	0,1
Immunadhärenz	0,05
Indirekte Hämagglutination	0,02–0,04
Hämagglutinationshemmung	0,006–0,01
Radioimmuntest	0,00005–0,0005
Überwanderungs-Elektrophorese	0,0005

Immunelektrophorese. Sie ist eine Kombination der Doppeldiffusionstechnik nach Ouchterlony und der Elektrophorese. Mit ihr ist es möglich, Mischproteine in ihre Komponenten zu zerlegen und sie qualitativ oder quantitativ zu bestimmen. So wurde mit dieser Methode die Aufspaltung „des Antikörpers" in seine Immunglobulinfraktionen und -unterfraktionen möglich.

Nach einer elektrophoretischen Auftrennung des Antigens werden zu beiden Seiten der Laufstrecke des Antigens Rinnen ausgestochen und mit Antiserum beschickt. Über eine Zeit von 1–3 Tagen diffundieren die Antikörper zu ihrem spezifischen Antigen. Dadurch wird ein Serum entsprechend der vorangegangenen Antigenaufspaltung in seine Komponenten zerlegt, und es bilden sich u. U. viele sich überschneidende Präzipitatlinien, die man Banden nennt.

Eine Verkürzung der Testzeit bei erhöhter Empfindlichkeit ermöglicht die **Gegenstrom-Immunelektrophorese** (**Überwanderungselektro-**

phorese). Sie wird besonders in der Hepatitisforschung zum Nachweis des Hepatitis-B-Antigens in Patientenseren angewendet. Dabei läßt man in alkalischer Agarose negativ geladene Antigene von der Kathode und die Antikörper von der Anode aus im elektrischen Feld gegeneinander wandern. Dadurch erhält man innerhalb weniger Stunden Präzipitatlinien, wenn das Testmaterial spezifisch zueinander paßt.

Indirekte oder passive Hämagglutination. In diesem Test bringt man Virusantigene, die selbst keine hämagglutinierenden Eigenschaften haben, auf Schafbluterythrozyten, die zur besseren Antigenbildung vorbehandelt wurden, z.B. mit Tannin, Glutaraldehyd oder anderen Stoffen.

Virusspezifische agglutinierende Antikörper bilden dann ein Agglutinat entsprechend der Hämagglutination. Eine fehlende passive Hämagglutination zeigt nicht vorhandene Antikörper an.

Immunadhärenztest. Die Immunadhärenz ermöglicht den Nachweis von Immunkomplexen aus Antikörpern und löslichem oder partikulärem Antigen, die sich unter Einwirkung der C3- und C4-Fraktionen des Komplements an bestimmte Erythrozyten binden können und so ein Agglutinat bilden.

Immunfluoreszenz. In der Immunfluoreszenz wird mit markierten Antikörpern gearbeitet, wodurch Antigen-Antikörperkomplexe im Fluoreszenzmikroskop sichtbar werden. Zum Markieren wird hauptsächlich Fluorescein-Isothiocyanat verwendet.

Die verschiedensten Techniken wurden entwickelt, um Viren, Teilantigene oder Antikörper bei zellulären Infektionsabläufen qualitativ entdecken zu können.

- Direkte Methode

Die infizierte Zellschicht wird mit markiertem Antikörper überschichtet. Antigen und Antikörper verbinden sich zum fluoreszierenden Komplex (Abb. B 16a).

- Indirekte Methoden

In der indirekten Methode wird das Antigen zuerst mit seinem nichtmarkierten Antikörper verbunden. Danach wird an den virusspezifischen Antikörper ein markierter Antikörper gekoppelt, dessen spezifisches Antigen Human-γ-Globulin (= virusspezifischer Antikörper) ist (Abb. B 16b).

Bei einer anderen indirekten Methode wird der markierte Anti-Meerschweinchen-γ-Globlin-Antikörper durch Meerschweinchen-Komplement mit dem nichtmarkierten Komplex aus virusspezifischem Antikörper und Virus verbunden (Abb. B 16c).

Die indirekten Methoden vergrößern den Immunkomplex, der dadurch sicherer nachweisbar wird.

- Sandwich-Technik
  Mit der Sandwichmethode lassen sich im Gewebe liegende Antikörper nachweisen. Der markierte Antikörper verbindet sich mit dem Antigen des nichtmarkierten Antigen-Antikörperkomplexes (Abb. B 16 d).

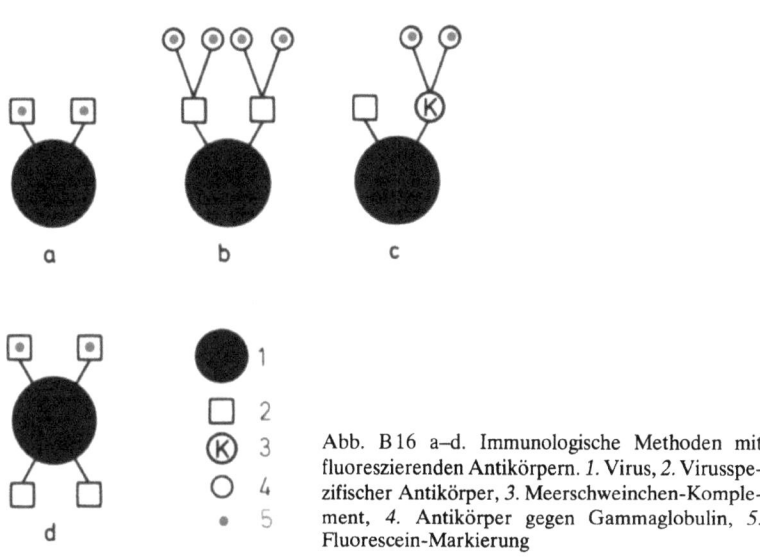

Abb. B 16 a–d. Immunologische Methoden mit fluoreszierenden Antikörpern. *1.* Virus, *2.* Virusspezifischer Antikörper, *3.* Meerschweinchen-Komplement, *4.* Antikörper gegen Gammaglobulin, *5.* Fluorescein-Markierung

Radioimmunologische Teste. Radioimmunologische Methoden, in denen mit ^{125}J- oder ^{131}J-, ^{3}H- oder ^{14}C-markiertem Antigen oder Antikörpern gearbeitet wird, sind die zur Zeit empfindlichsten zur quantitativen Antigen- oder Antikörperbestimmung.

In der einfachsten Form wird markiertes Antigen im Überschuß mit der zu prüfenden Antikörperlösung gemischt, und das gebundene Antigen wird gemessen.

Der Radio-Immun-Assay (RIA) zur Bestimmung auch kleinster Antigenmengen beruht auf dem Prinzip, daß nichtmarkiertes Antigen in der Lage ist, aus dem Immunkomplex (markiertes Antigen-Antikörper) das markierte Antigen zu verdrängen. Das sich daraus ergebende Verhältnis des gebundenen markierten zu dem nicht gebundenen markierten Antigen ist ein Maß für die Menge des zugegebenen Antigens. Im Vergleich mit bekannten Standardlösungen werden Antigenkonzentrationen bestimmt.

Im Festphasen-Radioimmunassay wird an einen Träger gebundenes Antigen oder ein Antikörper entsprechend den Immunfluoreszenztechniken zur Antikörper- bzw. Antigenbestimmung verwendet.

Enzym-Immunteste (Enzyme-Immune-Assay (EIA), Enzyme-linked Immuno-Sorbent Assay (ELISA).

Die Schwierigkeiten des Arbeitens mit radioaktiv markierten Substanzen im RIA überwinden Enzym-Immunteste. An die Stelle markierter Substanzen treten Enzyme, bevorzugt Meerrettich-**Peroxydase**, die aus einem farblosen Protein und einem dunkelbraunen Eisen-Porphyrin besteht und sich lichtoptisch oder über die Hydrolyse eines zugesetzten Substrates bestimmen läßt.

IV. Virusinterferenz

Das Wort Interferenz bedeutet Überlagerung oder gegenseitige Beeinflussung. Virusinterferenz ist als Wachstumsüberlagerung ohne Beteiligung des immunologischen Abwehrsystems definiert.

Interferenzerscheinungen sind demzufolge in den Testsystemen am leichtesten erkennbar, denen ein immunologisches System fehlt. Das gilt für Versuche mit Pflanzenviren und Bakteriophagen, für animalische Viren dann, wenn sie im Brutei oder in Zellkulturen gezüchtet werden. Wird mit animalischen Viren in Vertebraten gearbeitet, so kann von Interferenz nur gesprochen werden, wenn die Wachstumsüberlagerung zweier Virusstämme nachweisbar nicht auf immunologischen Wirtsreaktionen beruht.

Interferierendes Viruswachstum ist seit 1929, damals unter den Begriffen „**Cross protection**" oder „Antagonismus", für Pflanzenviren bekannt; der erste Beweis für Interferenz animalischer Viren wurde 1935 erbracht. In der Zwischenzeit ist die Virusinterferenz durch viele Neuentdeckungen zu einem großen, bunten Bild geworden. Um es beschreiben zu können, sind Begriffe zu klären.

Das zuerst eingebrachte Virus ist das interferierende. Die Interferenz wird durch ein zweites Virus herausgefordert, es ist das „**challenge virus**". Beruht die Interferenz auf Vorgängen in der Wirtszellmembran, so wird sie extrazellulär genannt und zur intrazellulären abgegrenzt.

Abb. B 17 zeigt lokale Läsionen gleichaltriger Blätter einer Tabakpflanze nach Infektion mit TMV. Die linke obere Blatthälfte wurde infiziert, die rechte blieb als Kontrolle. 10 Tage danach wurden beide unteren Blatthälften infiziert. Das Ausbleiben nekrotischer Herde auf dem unteren linken Blatt ist die Folge von Interferenzmechanismen.

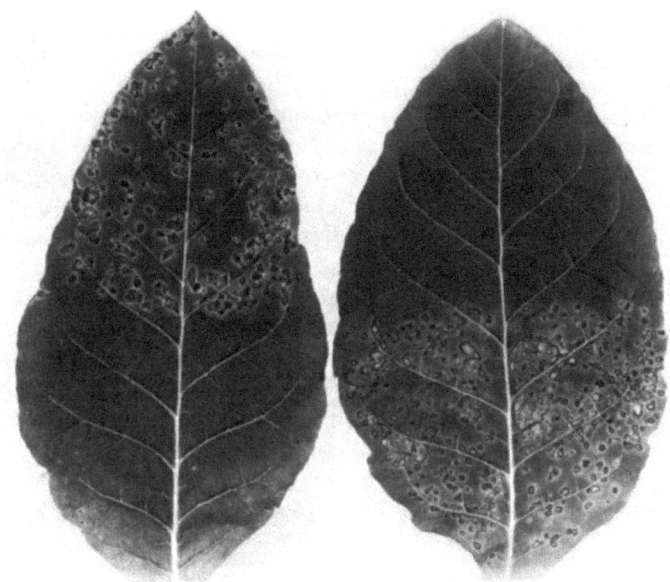

Abb. B 17. Interferenzversuche mit dem Tabakmosaik-Virus. (Für diese Aufnahme bedanke ich mich bei Herrn Prof. Dr. C. Wetter, Saarbrücken)

1. Extrazelluläre Interferenz

Sie wird auf der Stufe der Virusadsorption, der Besetzung der Rezeptoren auf der Wirtszellmembran, wirksam und ist damit für animalische, Pflanzenviren und Viren an Protisten in gleicher Weise möglich.

Das oft angeführte Beispiel einer extrazellulären Interferenz durch die Polio-Schutzimpfung mit attenuierten Viren, die zu einer Zerstörung oder Blockade der Rezeptoren an den Darmzotten führt und damit den Wildviren keine Adsorptionsmöglichkeit bietet, ist nicht überzeugend. Einmal können Rezeptoren innerhalb weniger Stunden neu gebildet sein, und zum anderen ist nach wenigen Tagen im Darm eine wirksame IgA-Immunbarriere errichtet.

Es kann aber bei gleichzeitigem Verimpfen mehrerer Virusstämme zu einer extrazellulären Interferenz kommen, wenn sich die verschiedenen Stämme mit ungleich starker Affinität um den gleichen Rezeptor bewerben.

2. Intrazelluläre Interferenz

Im Reproduktionszyklus der Viren, von ihrer Anlagerung an Zellrezeptoren bis zu dem Zeitpunkt, wo das Virion die Wirtszelle verläßt, wirken viele Faktoren auf die Zusammensetzung der neusynthetisierten Viruspopulation, die niemals nur aus ausgereiften Partikeln besteht, ein. Sie ist vielmehr ein Gemisch aus allen denkbaren molekularen Aggregationszuständen bis zum infektionsfähigen Virion. Jeder Zustand hat seine typischen Eigenschaften, und die Summe aller ergibt ein charakteristisches Verhalten der gezüchteten Viruspopulation im Infektionsversuch und in Laboratoriumsuntersuchungen.

Standen am Anfang der Interferenzforschung zur Beschreibung des Effektes lediglich sichtbare oder mikroskopisch erkennbare pathologische Veränderungen zur Verfügung, so läßt sich Interferenz in unserer Zeit bis in molekulargenetische Bereiche hinein mit sehr empfindlichen Methoden aufklären.

Wir kennen viele Interferenzbilder, doch wir sind keinesfalls sicher, daß unsere Vorstellungen über ihr Zustandekommen richtig sind.

a) Heterologe Interferenz

An ihr sind heterologe Viren, d. h. Viren mit differenten immunogenen Eigenschaften beteiligt. Sie ist die eindeutigste Interferenz, sofern kreuzimmune Beziehungen ausgeschlossen werden können. Als wachstumsbeeinflussender Faktor gilt dabei ein Protein, das man **Interferon**

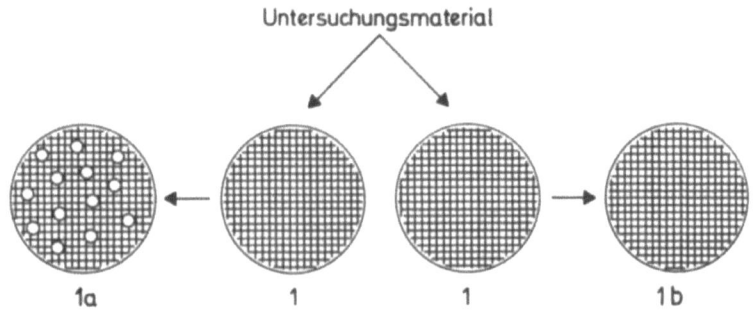

Abb. B 18. Intrinsic-Interferenz. *1.* Mit Untersuchungsmaterial beimpfte Zellkulturen. *1a.* Plaquebildung durch Vesicular Stomatitis Virus = keine Resistenz = keine Intrinsic-Interferenz = kein Virus im Untersuchungsmaterial. *1b.* Keine Plaquebildung durch das Challenge Virus = Induzierte Resistenz = Intrinsic Interferenz = Virus im Untersuchungsmaterial nennt. Eine spezielle Form der heterologen Interferenz, für die eine Interferonbeteiligung ausgeschlossen wird, nennt man **Intrinsic-Interferenz**. Sie besagt, daß Viren die von ihnen infizierten, aber nicht zytopathisch zerstörten Zellen in einen für bestimmte Viren resistenten Zustand versetzen. Eine solche Resistenz wurde bisher für das Newcastle Disease und das Vesicular Stomatitis Virus entdeckt. Dieses System der Intrinsic-Interferenz wird dazu verwendet, das Dunkel über noch unbekannte, aber durch pathologische Wirkungen erkannte Viren aufzuhellen.

Das Prinzip eines solchen Testes besteht darin, das unbekannte Agens auf eine für das „challenge virus" empfindliche Zellkultur einwirken zu lassen, mit dem sie anschließend auch infiziert wird. Bei einer Infektion mit Newcastle Disease Virus wird die Virusvermehrung mit der Hämadsorption, beim Vesicular Stomatitis Virus mit dem Plaquetest geprüft. Bei vorhandener Intrinsic-Interferenz muß im Untersuchungsgut ein Virus vorhanden gewesen sein, das die Zellen in einen resistenten Zustand versetzte, so daß die typischen Viruseffekte ausblieben und die Virusnachweisverfahren negativ endeten.

b) Homologe Interferenz

Von homologer Interferenz spricht man, wenn zwischen den beteiligten Viren immunologische Beziehungen bestehen. Entsprechend der Stärke dieser Beziehungen kann man noch die heterotypisch-homologe Interferenz von der homotypisch-homologen trennen:

Die 1929 mit zwei Stämmen des Tabakmosaik-Virus entdeckte Interferenz bei Pflanzenviren war ebenso homolog wie die 1935 beschriebene erste zwischen zwei Stämmen des Gelbfieber-Virus, die als Konkurrenzphänomen bezeichnet wurde. Dabei konkurrierten ein neurotroper und ein viscerotroper Stamm in Rhesusaffen mit dem Ergebnis einer Schutzwirkung des neurotropen Stammes gegen den viscerotropen, wenn ein bestimmter zeitlicher Abstand nicht überschritten wurde.

Dafür anwendbare immunologische Methoden waren nicht vorhanden, und so mußten die Interferenz-Experimente allein mit Hilfe pathologischer Kriterien und relativ grober Virusgehaltsbestimmungen beurteilt werden.

Wesentlich sicherer wurden die Interferenzaussagen mit der Einführung der Bruteitechnik. Bei ihr können immunologische Reaktionen ausgeschlossen werden, und Virusgehalte lassen sich nicht nur schnell, sondern auch mit relativ geringen Fehlern behaftet bestimmen.

So wurde schon 1947 eine Interferenz entdeckt, die als **„von Magnus-Phänomen"** in die Literatur einging und eine Autointerferenz darstellt.

Autointerferenz ist eine Wachstumsbeeinflussung durch Viruspopulationen des gleichen Stammes. Ausgangspunkt solcher Experimente ist das Beimpfen von Bruteiern mit virushaltiger Allantoisflüssigkeit oder von Zellkulturen mit Virussuspensionen. Die gewählte Infektionsdosis muß sicherstellen, daß von jeder Zelle mehrere infektiöse Partikel aufgenommen werden (**multiplicity of infection — MOI**).

Schließt man in beiden Systemen an die Erstinfektion Viruspassagen mit unverdünntem Material an, so verdrängen von Passage zu Passage immer mehr neugebildete Viren mit vom Normalvirion abweichenden Eigenschaften das Standardvirus. So nennt man im Brutei gezüchtete Myxoviren **inkomplette Viren**, die zwar hämagglutinieren, jedoch nicht mehr infizieren können. In Zellkulturversuchen spricht man von **Defektmutanten**. Bei ihnen treten zusätzlich zum Verlust der Infektionsfähigkeit noch andere genetische Defekte auf, die sich z.B. in ihrer Partikeldichte, in der Struktur und Größe des Genoms oder im Sedimentationsverhalten erkennen lassen.

Defektmutanten, und dazu gehört auch das inkomplette Virus, interferieren mit Standardviren. Das gleiche bewirken aber auch inaktivierte Viren, und es ist die Frage, inwieweit sich intrazelluläre

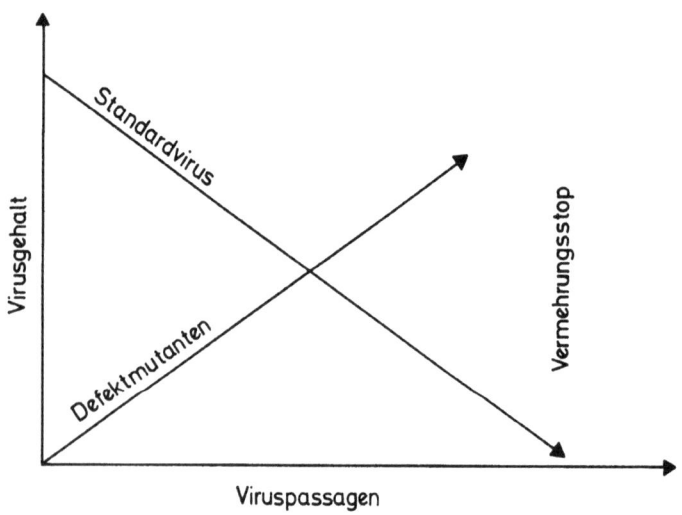

Abb. B 19. Autointerferenz

Interferenzerscheinungen über einen Wirkmechanismus, der mit dem Begriff **Interferon** verbunden ist, erklären lassen.

3. Interferon

Bei Interferenzstudien mit Influenzaviren isolierten Isaacs und Lindenmann 1957 ein Protein mit virushemmender Wirkung, dem sie den Namen Interferon gaben. Sie sahen im Interferon eine Substanz, deren Synthese durch die Zelle unter Viruseinwirkung erfolgt und deren Wirkung speziell gegen Viren gerichtet ist.

Inzwischen wissen wir,
- daß es viele Interferone gibt,
- daß die Interferonsynthese durch sehr verschiedene Substanzen induziert werden kann und
- daß sich die Interferonwirkung nicht allein auf die Virusvermehrung beschränkt.

Die Heterogenität der Interferone allein in bezug auf das Molekulargewicht belegt Tabelle B 9. Es gibt weder eine Regel, wonach die virusinduzierten Interferone Molekulargewichte von 20000 bis 30000 und die durch bakterielle Produkte gebildeten von 90000 bis 120000 haben, noch gibt es eine Abhängigkeit allein vom induzierenden Agens oder vom Interferon-synthetisierenden Gewebe bzw. Organ. Alle bisher isolierten Interferone haben Molekulargewichte über 10000.

Tabelle B 9. Molekulargewichte verschiedener induzierter Interferone

Interferoninducer	Interferonquelle	Molekulargewicht ($\times 10^3$)
Newcastle Disease Virus	Maus-Serum	30
E. coli-Endotoxin	Maus-Serum	90
Influenza-Virus A	Allantoisflüssigkeit	38
	Chorioallantoismembran	63
Parainfluenza-Virus 1	Human-Amnionzellen	160
Brucella abortus	Maus-Serum	77
	Huhn-Serum	44
Statolon	Mäusefibroblastenzellen	34
	Maus-Serum	85–90

Aus der Tabelle B 10 sind die Organismen und Substanzen mit Interferon-induzierender Wirkung zu ersehen. Ihre Induktionskraft kann von vielen Faktoren positiv oder negativ beeinflußt werden.

Als fördernde Faktoren gelten das „**Priming**" und Substanzen wie Ascorbinsäure oder Diäthylaminoäthyl(-DEAE)-Dextran. Priming ist die Behandlung einer Kultur z.B. mit inaktiviertem Virus oder mit Interferon, wodurch die Interferonsynthese nicht nur induziert, sondern auch eine andere Substanz zum Induktor aktiviert werden kann. So ist es möglich, durch eine Vorbehandlung der Zellen mit inaktiviertem Influenza-Virus einem aktiven, zur Induktion unfähigen Influenza-Virus diese Fähigkeit zu vermitteln.

Tabelle B 10. Interferon-Inducer

Viren
Bakterielle Endotoxine
Bakterielle Lipopolysaccharide
Mykoplasmen
Rickettsien
Protozoen
Pilzprodukte (Statolon, Helenin)
Nukleinsäuren
Synthetische Polynukleotide
Synthetische Polyanionen (Pyran-Copolymer, Polyacrylsäure)
Hyaluronsäure
Substituiertes Propandiamin
Aromatisches Amin (Tilorone)

Eine Substanz gilt dann als **Interferon-Inducer**, wenn im Zellkulturversuch sowohl die Interferonsynthese als auch die Virushemmung nachgewiesen ist. Die Interferonwirkung ist zwar besonders ausgeprägt gegen Viren gerichtet, sie ist aber möglicherweise nicht auf sie beschränkt. Experimente mit dem Psittakose-Erreger, mit *Coxiella burneti* und verschiedenen Bakterien zeigten einen hemmenden Einfluß verschiedener Inducer, doch wurde nicht bewiesen, daß es sich dabei um eine Interferonwirkung gehandelt hat. So ist z.B. bei der Anwendung von Endotoxinen zu bedenken, daß sie im Tier u.a. auch die Antikörperproduktion stimulieren können.

Die mit der in vivo-Interferonwirksamkeit zusammenhängenden Probleme werden an anderer Stelle behandelt (s. S. 146).

Interferone lassen sich wie folgt charakterisieren:
- Interferone sind Glykoproteine.
- Ihre Molekulargewichte betragen 13 000 bis 160 000 Dalton.
- Die isoelektrischen Punkte liegen zwischen pH 4 und 8.
- Interferone sind relativ stabil gegen Säuren und Alkali.

- Sie werden durch proteolytische Enzyme zerstört.
- Interferone werden innerhalb weniger Stunden nach Induktion synthetisiert.
- Sie wirken unspezifisch.
- Sie wirken intrazellulär.
- In vielen Fällen wirkt ein Interferon antiviral am stärksten in der Spezies, der die Zellen zu seiner Produktion entstammen, doch es gibt keine strenge Spezies-Spezifität.
- Die Halbwertzeiten liegen zwischen 15 und 90 min.
- Interferon kann als Primer wirken.
- Es kann Zellwachstum hemmen.
- Interferone sind schwache Immunogene.

Für die Interferonproduktion in vitro sind die verschiedensten Zellkulturen geeignet.

In vivo zeigen jene Organe höchste Interferongehalte, die auch in der Immunabwehr besonders wichtig sind: Lymphozyten, Thymus, Milz, Lymphknoten.

Die vom Zellgenom gesteuerte Synthese erfolgt über eine Interferon-m-RNA am Ribosom. Sie dauert nicht länger als einen Tag und kann von Substanzen wie Actinomycin D, das auf die DNA-abhängige RNA-Synthese einwirkt, oder von Proteinsynthesehemmern wie Puromycin gestoppt werden.

Obwohl Interferon sofort nach seiner Bildung freigesetzt wird, ist unklar, wo und in welchem Umfange es zellgebunden bleibt und ob die synthetisierten Zellen nach der Abgabe ihres Produktes virusresistent zurückbleiben. Es gibt viele experimentelle Hinweise dafür, daß bestimmte Inducer — wie Endotoxin — lediglich die Ausschüttung vorgebildeten Interferons bewirken, während andere — dazu gehören alle Viren — die Neusynthese induzieren.

Über den Wirkmechanismus des Interferons wurden in den vergangenen zwei Jahrzehnten mehrere Hypothesen entwickelt. Alle setzen voraus, daß Interferon selbst nicht die antivirale Substanz ist, sondern entweder durch Derepression ein in der Zelle vorhandenes antivirales Protein wirksam werden läßt oder seine Synthese induziert.

Marcus und Salb schlossen 1966 aus ihren Experimenten auf translationshemmende (**translation inhibitory protein = TIP**) Eigenschaften dieses Proteins, dessen Synthese mit der Derepression durch Interferon beginnt und das durch Anlagerung an die Ribosomen die Translation viraler m-RNA verhindert. Die Allgemeingültigkeit dieser Vorstellung konnte nicht bewiesen werden, sie trifft aber für die Interferonwirkung gegen Vaccinia- und Reoviren durch ein inzwischen isoliertes TIP mit einem Molekulargewicht von 48000 Dalton zu.

Für Viren wie dem Vesicular Stomatitis und SV 40-Virus soll ein transkriptionshemmender Mechanismus des Interferon-induzierten Proteins gelten, der entweder in einem gesteigerten Zerfall oder in einem gehemmten Zusammenschluß viraler Transkripte erkennbar wird.

4. Mechanismen intrazellulärer Interferenz

Neben der oben beschriebenen Interferonwirkung bei der Virusinterferenz, die nach Ergebnissen genetischer Studien beim Menschen von drei Genen in den Chromosomen 21, 2 und 5 gelenkt werden soll, gibt es noch eine andere interessante Hypothese. Mit ihr wird versucht, die Interferenzerscheinungen zwischen Defektmutanten und Standardviren aus der Gruppe der DNA-Viren zu erklären.

Sie geht von der Feststellung aus, daß die Nukleinsäuren defekter Virionen häufiger Brüche zeigen als Standardviren. Als Grund dafür wird die passageabhängige erhöhte Zahl der Initiationsstellen zur DNA-Replikation, den Startpunkten für die DNA-Synthese, im Genom der Defektmutanten angesehen. An diesen Initiationsstellen — die DNA des Herpes simplex-Virus hat etwa 70 — ist ein Strang der Doppelhelix geöffnet, wodurch er bruchanfälliger wird. Die Startpunkte der Replikation sind die Bindungsstellen des Replikationsenzyms, um das sich beide Genome bewerben, das aber zu Lasten des Standardvirus zum größeren Teil vom defekten Genom verbraucht wird.

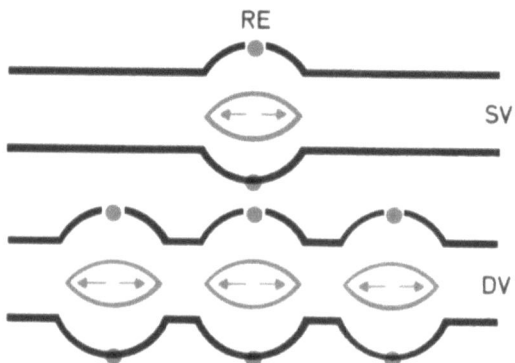

Abb. B 20. Wettbewerb um das Replikationsenzym. *SV*: Standardvirus-DNA, *DV*: Defektmutanten-DNA, *RE*: Replikationsenzym

C. Virus als Parasit

Im Gegensatz zu Bakterien, die wir nicht nur als Krankheitserreger, sondern in vielen Fällen auch als helfende Freunde kennen, begegnet das Virus dem Organismus nur als Parasit. Das Virus ist für die lebende Zelle ein unerwünschter, zehrender Gast, dessen Ansprüche vom Gastgeber mit pathogenen, toxischen, mutagenen, teratogenen oder onkogenen Schäden, die oft zum Tode führen, bezahlt werden müssen. Virus bedeutet Gefahr, weil es überall in der Absicht auftritt, sich Leben dienstbar zu machen. Daß bestimmte Bakteriophagen auch in der Lage sind, pathogene Bakterien und Pilze zu zerstören, kann unser Urteil nur im Einzelfall mildern.

Wo kommt diese Gefahr her und wie äußert sie sich?

I. Virus-Reservoire

Es ist wahrscheinlich, daß alle Virusarten in den Spezies mehr oder weniger stark verbreitet sind, in denen sie sich auch vermehren können. Der Grad ihrer normalen dauernden Verteilung in einer bestimmten Population oder in einem Gebiet wird als endemisches Auftreten bezeichnet.

Die endemische Verbreitung des größten Teils der einzelnen Virustypen erfolgt direkt von Mensch zu Mensch bzw. von Tier zu Tier oder von Pflanze zu Pflanze, in einer geringen Zahl auch durch einen Wirtswechsel Mensch ↔ Tier, Pflanze ↔ Insekt oder durch aktive Überträger (Vektoren), in denen sich die Viren meistens auch vermehren können. Das Ausmaß der Endemie wird bei Vertebraten durch erbbedingte und erworbene Widerstandskräfte reguliert, bei Pflanzen werden nur ererbte Gene wirksam. Bei den erbbedingten spricht man von **Resistenz**, bei den durch natürliche Infektion und Impfungen erworbenen von **Immunität**.

Das endemische Gleichgewicht kann durch geminderte immunologische und andere Widerstandskräfte oder durch zusätzliche Virusbelastungen verloren gehen. Die Folgen sind ausgebreitete Infektionen. Sie werden kleinflächig **Epidemie** und großflächig **Pandemie** genannt; die **Seuche** ist eine besonders gefährliche Pandemie.

In diesem endemischen Wechselspiel sind Virus-Vorratskammern, Virus-Reservoire bedeutsam. Sie aufzuspüren ist eine große Aufgabe des Virologen.

1. Pflanzenviren

Der Mensch selbst zerstört das endemische Gleichgewicht vor allem durch Verwendung virushaltiger Saatgüter und Pflanzenteile zur vegetativen Vermehrung und Veredelung. Bisher wurde erst für etwa 15 % der bekannten Pflanzenviren die Samenübertragung nachgewiesen. Die Infektionsfähigkeit der Samen kann über Jahre erhalten bleiben, da auch erhöhte Temperaturen des niedrigen Wasser- und hohen Eiweißgehaltes der Samen wegen nur eine geringe virusinaktivierende Wirksamkeit haben. Bei Pflanzen, deren Samen Viren übertragen, sind meist auch die Pollen dazu in der Lage.

Die vegetative Vermehrung und Veredelung mit Material aus latent infizierten Pflanzen führt zum sicheren Verlust, da mit großer Wahrscheinlichkeit alle Pflanzenteile befallen sind. Virusfrei ist in Ausnahmefällen lediglich das Meristem.

Als eine weitere Quelle viraler Pflanzenerkrankungen sind Windengewächse, besonders *Cuscuta*, zu nennen. Sie verbinden über Saugorgane (Haustorien) Pflanzen verschiedener Familien, transportieren die Viren zwischen ihnen und erweitern damit deren Wirtsspektrum. Ebenso übertragend wie Windengewächse sind Pilze, die Pflanzenwurzeln befallen. Sie können über die Wurzeln Pflanzen infizieren wie *Olpidium brassicae*, der das Tobacco Necrosis Virus überträgt, oder Viren infizierter Pflanzen gelangen über ihre Sporen in den Boden, werden vom Wasser weitergetragen und infizieren die Wurzeln anderer Pflanzen.

Als Reservoire pflanzlicher unter- und oberirdischer Virusinfektionen haben aber Invertebraten die größte Bedeutung. Die bisher bekannten über 300 Vektoren gehören zum größten Teil zu den Nematodes (Fadenwürmer) und Arthropoda (Gliederfüßler), hinzu kommen Annelida (Ringelwürmer) und Mollusca (Weichtiere).

Unter den Arthropoden befinden sich allein über 200 Blattläuse und verschiedene Zikaden, die alle durch blattsaugende Vorgänge Viren übertragen können.

Tabelle C1. Haupt-Reservoire pflanzlicher Viruserkrankungen

Stamm	Gattung oder Familie	
Nematoden	*Xiphinema* *Longidorus* *Trichodorus*	Wandernde Pflanzenwürmer
Arthropoden	Aphididae Callaphididae Chaitophoridae Thelaxidae Pemphiginae Cicadina Aleurodidea Coccoidea Lygaeidae Thysanoptera Arachnoidea Tetranychidae Acarina	Röhrenläuse Zierläuse Borstenläuse Maskenläuse Blasenläuse Zikaden weiße Citrus-Fliegen Schildläuse Erdwanzen Fransenfliegen Spinnen Milben Zecken

2. Animalische Viren

Wenn auch die endemische Verbreitung der animalischen Viren hauptsächlich durch direkten Kontakt zwischen Erkrankten und Gesunden aufrechterhalten wird, so gibt es dennoch bestimmte Reservoire.

Sie können plötzlich lokal entstehen und wieder verschwinden, wie z. B. Hepatitis-Virus-Ansammlungen in Austern und Muscheln an Flußmündungen oder Herpes simplex und Enterovirus-Belastungen in manchen Badeanstalten. Solche Herde stehen mit hygienischem Fehlverhalten des Menschen in Zusammenhang, und sie sind mehr oder weniger zufällig wie z. B. Lymphozytäre Choriomeningitis-Infektionen durch Spielen mit Goldhamstern. Andere Epidemien werden aber immer aus potentiellen Naturherden (foci) heraus ausgelöst, wie die Tollwut und verschiedene Enzephalitis-Erkrankungen.

Ein weiteres Modell liefert das Influenza-Virus A mit seinen wellenförmigen Epidemien und Pandemien. Bei ihnen ist der Zusammenhang mit tierischen Reservoiren möglich, die sich aber nur in Abhängigkeit von einer fehlenden immunologischen Abwehrbereitschaft der Bevölkerung öffnen.

Das Tollwut-Virus hält sich in Infektionszyklen wildlebender, fleischfressender Tiere. Aus diesen werden direkt oder über Zwischenträger Haustiere und Menschen infiziert. In Haustieren wie Hund und Katze sowie in Fledermäusen kann ein eigener Zyklus in Gang kommen, doch endet bei ihnen oft die Infektionskette, wie es als Regel beim Menschen und dem Rind genau so der Fall ist wie bei den in unseren Breitengraden lebenden Mäusen, Ratten und dem Rehwild.

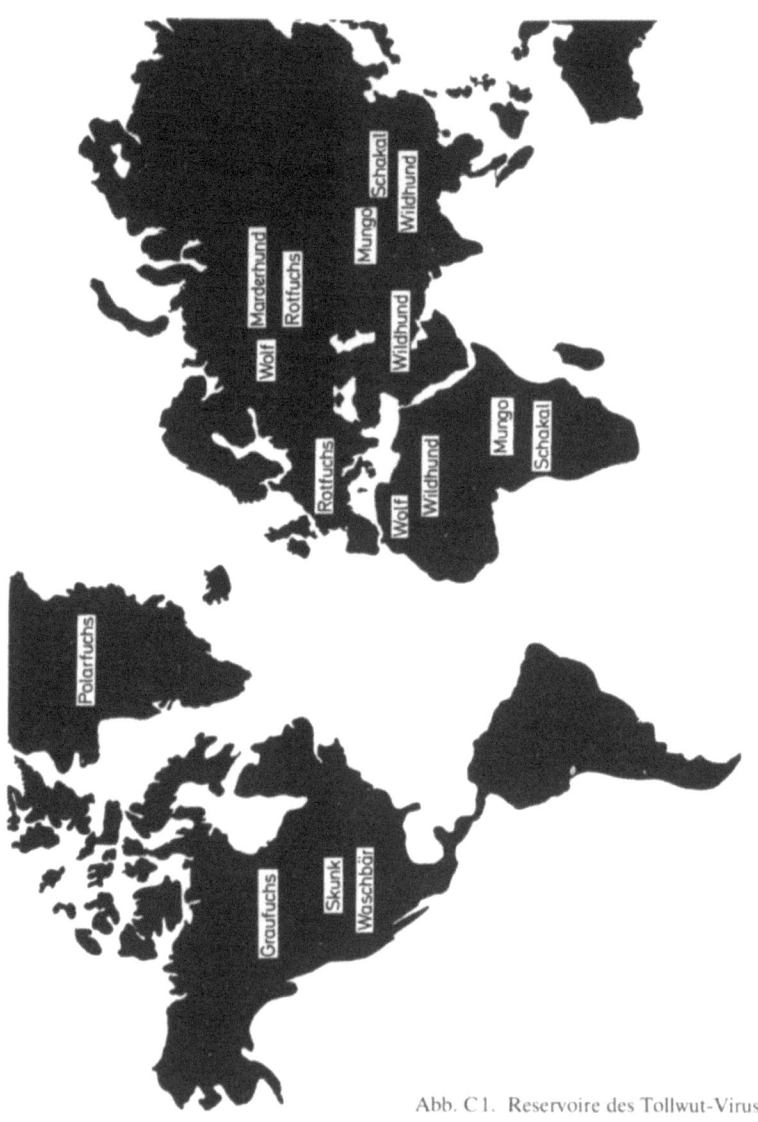

Abb. C1. Reservoire des Tollwut-Virus

Abb. C1 zeigt die hauptsächlichen Tollwut-Virus-Reservoire in verschiedenen Klimazonen. Als weitere mögliche Infektionsquellen gelten der Leopard, der Dachs und das Wiesel.

Enzephalitis-verursachende Viren sind besonders unter den Togaviren, die zuvor Arboviren genannt wurden, zu finden. Als Reservoire dieser Viren gelten sowohl ihre Vertebraten- als auch ihre Arthropoden-Wirte.

Zu den ersten gehören z. B. Mäuse, Eichhörnchen, Hasen, Tauben, Silbermöwen, Ziegen, Schafe, Rinder und Pferde. Die bedeutendsten Vektoren sind: Schild- und Lederzecken, Milben, Stechmücken, Kriebelmücken, Gnitzen und Sandfliegen. Von den insgesamt über 300 bekannten, von Arthropoden übertragenen Viren sind bisher 20–30 in Europa gefunden worden. Die größte Bedeutung in Europa hat die durch Zecken übertragene Frühsommer-Meningoenzephalitis, die u. a. auch Zeckenenzephalitis (Tick-borne encephalitis) oder Zentraleuropäische Enzephalitis genannt wird. Das Hauptverbreitungsgebiet des FSME-Virus reicht vom östlichen Europa bis nach Asien, es gibt aber Einzelherde auch in Süddeutschland. Als Vektor gilt in unserer Region die Zecke *Ixodes ricinus*, sie überträgt das Virus als Larve ebenso wie als Puppe und Imago.

Die Übertragungswege für Arboviren allgemein und für das Gelbfieber-Virus im besonderen zeigen die folgenden Schemen.

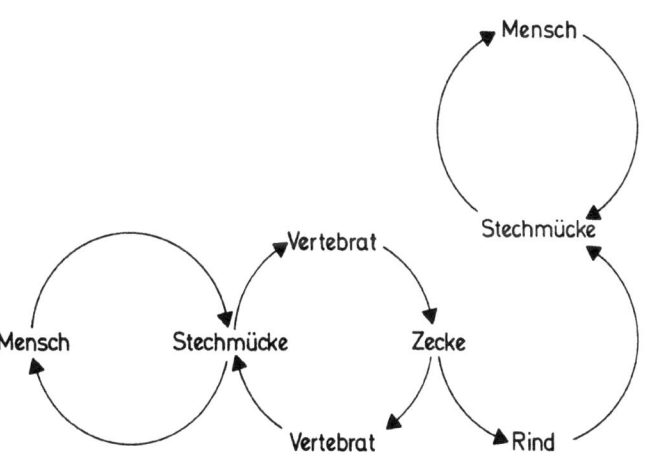

Abb. C2. Reservoire der Enzephalitisviren

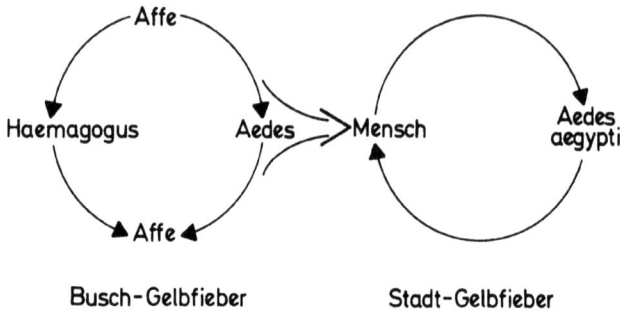

Abb. C3. Reservoire des Gelbfieber-Virus

Die Influenzaviren werden nach ihrem unterschiedlichen Verhalten in der Komplement-Bindungs-Reaktion in die Typen A, B und C unterteilt. Von besonderem Interesse sind Virusstämme des Typs A, weil sie durch Selektion, Mutation oder Rekombination ständig die Antigenität ihrer in der Hülle gelegenen Proteine, zu denen auch das Hämagglutinin und die Neuraminidase gehören, verändern. Überlagern sich die Schutzwirkungen der Antikörper (Kreuzimmunität), die durch Viren mit verschiedenen Oberflächenproteinen induziert wurden, so spricht man von einer **Antigen-Drift**. Neu auftauchende Influenza-Virus-Stämme in einer Antigendrift können lediglich Epidemien verursachen. Pandemien sind die Folge der Infektion durch Virusstämme, deren Hüllproteine so stark verändert sind, daß eine Kreuzimmunität nicht mehr besteht. Dieser starke Antigenwechsel (**Antigen-shift**) zu einem neuen Subtyp wird nicht mehr allein mit Selektion und Mutation zu erklären versucht. Vielmehr denkt man dabei an Stämme, die in Tieren persistieren und sich dann vermehren können, wenn das immunologische Abwehrmuster der Bevölkerung von dem neuen Antigen nur noch geringfügig abgedeckt wird. Als tierische Reservoire gelten Schweine, Pferde und Geflügel.

Von besonderem Interesse als Influenza-Reservoir ist das Schwein. Es wird selbst von Stämmen befallen, die im Schweine-Lungenwurm länger als ein Jahr überdauern können, doch ist die 1936 von Shope aufgestellte Hypothese, wonach dieser Lungenwurm ein Influenza-Virus-Reservoir sei, noch zu beweisen.

Auch für das Schweinefieber-Virus sind Würmer als Reservoir bekannt.

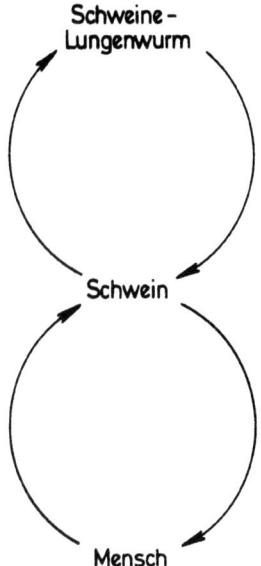

Abb. C4. Reservoire der Influenza A-Viren

II. Viren als Pathogene

Infizierte Menschen und Tiere, die eine bestimmte endemische Verbreitung aufrechterhalten, sind die Hauptquellen humaner und animalischer Virusinfektionen. Vektoren haben bei ihnen insgesamt eine geringe, wenn auch in Einzelfällen — wie bei der Übertragung der Enzephalitisviren — eine große Bedeutung.

Bei Pflanzenviren stehen Vektoren an erster Stelle, während der kultivierende Mensch lediglich die Bedingungen schafft, unter denen eine direkte Übertragung der Erreger erleichtert wird. Die Dichte angebauter Kulturen ermöglicht einen Kontakt zwischen den Pflanzen und fördert eine Pollenübertragung durch Wind oder Insekten.

Samenübertragungen — man nennt sie **vertikale Infektionen** — sind für Pflanzenviren besonders in der Gruppe der Nepoviren nachgewiesen. Das Rice Dwarf und ein Chover Virus, zwei pflanzenpathogene Insektenviren, können ihre Vektoren, Grillen, transovariell infizieren. Das Sigma-Virus von Drosophila melanogaster, ein Insektenvirus, wird vertikal sowohl über Eier als auch über Sperma weitergegeben.

Die oberirdische Virusinfektion der Pflanzen besorgen an erster Stelle saugende Arthropoden, die das Phloem anstechen, andere Eintrittspforten sind bei ihnen verletzte Organe, bevorzugt Blätter. Mit dem Eintritt des Virus in einen Organismus werden nur dann pathologische Wirtsreaktionen ausgelöst, wenn das Virus geeignete Gewebe für seine Vermehrung findet.

Normale Eintrittspforten für animalische Viren sind hauptsächlich der Respirations- und Verdauungstrakt, Hautwunden, die Konjunktiven, der Genitaltrakt und Einstiche durch Vektoren. Zu den anormalen Infektionsarten gehören der Hundebiß (z.B. für das Tollwut-Virus), Organ-, Gewebe- und Blutübertragungen.

Bei humanen oder animalischen Viren ist der Beweis für eine transovarielle Übertragung, die für das Lymphozytäre Choriomeningitis-Virus gesichert ist, sehr schwer zu erbringen. Die vertikale Weitergabe humaner Viren ist mehr die Folge intrauteriner Infektionen.

Die Virusvermehrung kann zur Ausprägung von Krankheitssymptomen führen. Ist die Infektion zeitlich begrenzt und durch erkennbare Symptome gekennzeichnet, so nennt man sie „akut" oder „klinisch **apparent**".

Läßt sich die Infektion lediglich durch eine Virusvermehrung oder durch spezifische Immunreaktionen nachweisen, dann verläuft sie „stumm", „subklinisch" oder „klinisch **inapparent**". In Abhängigkeit von der Virusart ist der inapparente Anteil am Infektionsgeschehen einiger Viren verschieden groß (Tabelle C2).

Tabelle C2. Anteil inapparenter Verläufe bei verschiedenen Virusinfektionen

Virus	Inapparenter Anteil
Poliomyelitis	99%
Herpes simplex	99%
Zytomegalie	der größere Teil
Röteln	etwa die Hälfte
Influenza A	etwa die Hälfte
Mumps	etwa die Hälfte
Pocken	Einzelfälle
Masern	0
Varicella	0
Geflügelpest	0
Maul- und Klausenseuche	0

Inapparente Infektionen lassen sich weiter gliedern. So ist die **okkulte** oder **maskierte Infektion** zwar durch Immunreaktionen des Wirtes, jedoch nicht durch Virusvermehrungen nachweisbar. Durch Provokation kann dieser maskierte Zustand in einen klinisch manifesten, einen **akuten** Zustand übergehen. Ein Beispiel dafür sind inapparente Herpes simplex-Infektionen, die durch Bestrahlung, körperliche Belastungen verschiedenster Art, Änderung der Speisen u. a. m. provoziert werden können. Aus den dabei entstandenen Pusteln läßt sich das Virus nachweisen. Bei der **latenten Infektion** besteht ein ausgeglichenes Dauerverhältnis zwischen dem Virus und seinem Wirt. Die Dauer der Latenz kann unbegrenzt sein wie bei Adenoviren und dem Zytomegalie-Virus, zwei latenten Viren des Menschen, oder eine akute Infektion kann sich nach einer langen Latenzzeit wiederholen (**Rezidiv**).

Der Terminus „**persistierende Infektion**", der im Zusammenhang mit Zellkulturarbeiten verwendet wird, ist der latenten Infektion gleichzusetzen.

Einen sehr ernsten Verlauf nehmen die „**Slow Virus-Infektionen**". Darunter versteht man Virusinfektionen, deren klinische Symptome oft erst nach Jahren erkennbar werden und die chronisch verlaufen. Hierzu zählen bestimmte ZNS- und progressiv-degenerative Erkrankungen, bei denen der fortschreitende und zellverändernde Charakter mit zunehmenden Funktionsstörungen verbunden ist. Die Tabelle C3 zeigt Slow Virus-Infektionen mit nachgewiesener Virusätiologie, ein begründeter Verdacht besteht aber auch für die **multiple Sklerose** und die **Parkinson-Krankheit**.

Tabelle C3. Slow Virus-Infektionen

Krankheit	Wirte
Kuru	
Subakute Myelo-optico-Neuropathie	
Jacob-Creutzfeld-Krankheit	
Subakute sklerotisierende	Mensch
Panencephalitis (SSPE)	
Progressive multifokale	
Leukoencephalopathie (PML)	
Übertragbare Nerz-Encephalopathie	Nerz, Affen, Skunk, Ziege, Schaf, Waschbär, Frettchen
Infektiöse Anämie	Pferd
Scrapie	Schaf, Ziege, Affen, Skunk
Visna	Schaf
Maedi	Schaf

Gewebe in der Eintrittspforte bieten dem Virus sehr schnell auch die Bedingungen für seine Vermehrung. Für oral und im Genitaltrakt aufgenommene animalische Viren sind es die Schleimhäute des Nasen-Rachenraumes bzw. der Vagina; in die Lymph- und Blutbahn aufgenommene binden sich an Endothelzellen von Lymphknoten und Blutgefäßen. Insektenviren finden im Epithel des Verdauungstraktes ihre Rezeptoren und Pflanzenviren entsprechend ihrem Eintritt in den verschiedenen Parenchymschichten.

Mit der Virusbindung an die Zelle wird eine erste Vermehrung, eine **lokale Infektion**, unbemerkt eingeleitet. Die nachfolgende Virusausbreitung um den Primärherd kann zu erkennbaren Herden und klinischen Symptomen führen, besonders wenn das Virus zellzerstörend (**zytozidal**) wirkt wie viele Erreger von Erkrankungen der oberen Atemwege. Das sind z. B. bei Rhinoviren, die sich allein im nasalen Epithel ausbreiten, Entzündungen mit Rötung und Schwellung sowie anschließender Sekretion, verbunden mit Glieder- und Kopfschmerzen. Influenza-Virus-Infektionen beginnen mit Abgeschlagenheit, Gliederschmerzen, Frösteln, Entzündung des Rachens und Temperaturanstieg. In vielen Fällen schaffen zytozidale Viren den geeigneten Nährboden für nachfolgende bakterielle Infektionen.

Nur wenig Virusinfektionen manifestieren sich in der Initialphase ihrer Vermehrung wie der Erreger des *Molluscum contagiosum* — das sind kleine warzenähnliche Knötchen auf der Haut — und die Warzen- und Papillomaviren.

Das Fortschreiten der Infektion hängt aber nicht mehr allein vom Virus und vorhandenen geeigneten Zellen ab, sondern auch vom Wirtsorganismus mit seinen möglichen vorhandenen Resistenz- und Immunfaktoren.

Sich ausbreitende Infektionen erfassen neue Organe, bei oraler Infektion zuerst die tieferen Schichten der Schleimhäute des Atem- und Verdauungstraktes. So greift die Polio-Infektion von den Tonsillen zum Dünndarm, die Influenza-Infektion vom Nasen-Rachenraum zu den Bronchioli. Die Infektion weiterer Zielorgane führt über allgemeine Symptome wie Fieber, Unwohlsein, Appetitlosigkeit, Kopf- und Muskelschmerzen zu erregerspezifischen. Mit ihnen wird die **Inkubationszeit**, in der sich die Krankheit entwickelt, beendet. Sie ist für Gesunde besonders ansteckungsgefährlich, da im Atemtrakt gebildetes Virus allein oder mit Resten zerstörter Zellen leicht durch Atmen und Husten in die Umgebung gelangt und im Darmtrakt gebildetes über die Fäzes ausgeschieden wird. Die Inkubationszeit ist eine produktive Phase nicht nur im Hinblick auf die Virusvermehrung, sondern auch in bezug auf immunologische Wirtsreaktionen, die bei einer Erstinfektion in Gang gesetzt und bei wiederholter Infektion stimuliert werden.

Tabelle C4. Inkubationszeiten verschiedener Viruserkrankungen

Erkrankung	Inkubationszeit (Tage)
Gelbfieber	3–6
Hepatitis A	15–50
Hepatitis B	43–180
Herpes simplex	3–5
Influenza	1–4
Masern	9–11
Mumps	18–21
Pocken	5–21
Poliomyelitis	8–36
Röteln	14–21
Schnupfen	1–3
Tollwut	10–240
Windpocken	11–21

Virusinfektionen werden oft mit dem Auftreten leichter allgemeiner Krankheitssymptome wie leichte Kopf- oder Gliederschmerzen und erhöhte Temperatur abgebrochen. Mit den ersten, noch relativ harmlosen Symptomen kann aber auch schon die nächste Infektionsphase, die Ausbreitung im gesamten Organismus, eingeleitet werden. In ihr durchdringt das Virus die Gewebe, in denen es sich zuerst vermehrt hat — die Schleimhäute des Atem- sowie des Magen-Darmtraktes mit den anliegenden regionären Lymphknoten —, und es wird über Lymphkanäle und Kapillaren vom Lymph- und Blutstrom aufgenommen. Damit beginnt die erste **virämische Phase**, in der das Virus weitere Gewebe und Organe für seine Vermehrung sucht. Sie ist keinesfalls eine passive Phase, denn an ihr haben nicht nur Makrophagen, Leukozyten, Lymphozyten und Erythrozyten, sondern auch Endothelzellen der Gefäße einen aktiven Anteil, der infektionsabwehrend (Makrophagen, Lymphozyten) oder vermehrungsfördernd sein kann.

Parallel zur Ausbreitung über die Blutgefäße können Viren aber auch entlang der Nervenbahnen andere Organe erreichen. Das Herpes simplex-Virus vermehrt sich dabei in den Membranen der peripheren Nerven sowie in den endoneuralen Zellen, die den Achsenzylinderfortsatz umgeben. Die gesamte Ausbreitung im Wirt, die über eine mögliche zweite Virämie noch weitere Organe erfassen kann und bei einigen Viren über eine Vor- (Prodomalstadium) in eine Endphase mit typischen Krankheitsbildern eintritt, wird **disseminierte Infektion** genannt. Über den Umfang der erfaßten Organe bei disseminierter Infektion gibt die Tabelle C5 Auskunft.

Tabelle C5. Vorherrschende Organspezifität disseminierter Virusinfektionen des Menschen

Virus	Erfaßte Organe oder Gewebe
Coxsackie A	ZNS
Gelbfieber	Leber, Niere, Milz, Knochenmark, lymphatisches Gewebe, ZNS
Hepatitis	Leber
Herpes simplex	Haut, ZNS
Herpes zoster	Nervenzellen, Haut
Masern	Lunge, lymphatisches Gewebe, Milz, Meningen
Mumps	Speicheldrüsen, Keimdrüsen, Meningen
Pocken	Haut, RES
Poliomyelitis	ZNS
Röteln	Haut
Tollwut	ZNS, Speicheldrüsen, Muskel- und Bindegewebe
Windpocken	Haut, ZNS
Zytomegalie	Speicheldrüsen, Leber, Niere

Das Virus bleibt in den Organen haften, zu denen eine Tropie besteht, aus der sich virusspezifische Läsionen, die herdförmig sein, aber auch großflächig ein ganzes Organ erfassen können, ergeben.

Typische, für die Diagnose wertvolle Zellveränderungen, sind z. B. die **zytoplasmatischen Einschlußkörper** bei Vaccinia (Guarnieri-Körper), Tollwut (Negri-Körper) und Geflügelpocken (Bollinger-Körper), die **intranukleären Einschlüsse** bei Herpes simplex, Hühnerpocken und Masern und beide Einschlußkörpertypen bei Variola und Zytomegalie. Zu vermehrungsbedingten, virustypischen Gewebe- und Organschäden

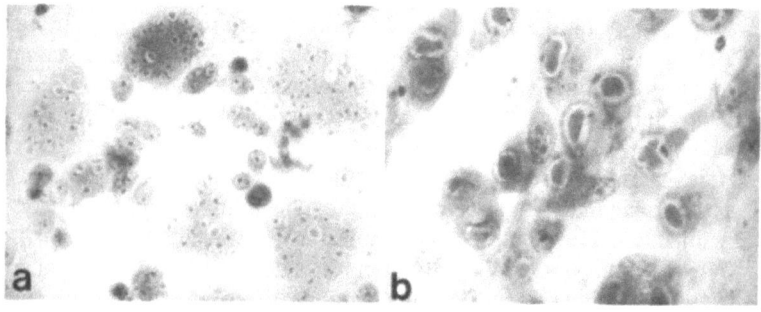

Abb. C5 a u. b. Virusspezifische Zellveränderungen. (a) Respiratory syncytial virus-bedingte Synzytien und Einschlußkörperchen. (b) Zytomegalie-Virus-bedingte Einschlußkörperchen. (Für die Aufnahmen bedanke ich mich bei Frau Dr. Karin Fischer, Hamburg)

können weitere Wirkungen hinzukommen und zusätzlich Organe belasten.

Dazu gehören toxische Wirkungen, die besonders durch Lipide der Virushülle beim Uncoating oder durch Wirtszellkomponenten bei der virusbedingten Zellzerstörung frei werden. Viren, die auch über **Toxine** wirksam werden, sind aus den Gruppen Myxo- und Pockenviren bekannt.

Pyrogene, d.h. fiebererregend wirkende Substanzen, wurden im Zusammenhang mit Myxo-, Toga- und Herpesviren beschrieben. Auch dafür macht man Lipoproteine der Virushülle verantwortlich.

Immunologisch bedingte Effekte sind oft die Folge von Virusinfektionen. So weiß man, daß sich bei einer Infektion mit dem Virus der Europäischen Schweinepest oder bei einer Mausinfektion mit dem lymphozytären Choriomeningitis-Virus **Antigen-Antikörperkomplexe** bilden können, die sich in den Glomeruli festsetzen und zur Glomerulonephritis führen können. Für entstehende Leberschäden durch Hepatitis-B-Infektionen macht man vor allem zelluläre **Autosensibilisierungsprozesse** verantwortlich, die entsprechend ihrer Stärke den Krankheitsverlauf von der Ausheilung über die Leberzirrhose bis zum Tod bestimmen. Im Verlaufe der Replikation werden Virusbestandteile in die Membranen infizierter Leberzellen eingebaut, die von immunkompetenten T-Lymphozyten als Antigene erkannt werden. Sie bewirken die Synthese sensibilisierter Lymphozyten, die nicht nur mit frei zirkulierenden Hepatitis B-Antigenen **Immunkomplexe** bilden, sondern auch mit den in den Leberzellen gebundenen.

Immunologisch bedingte Folgen gelten auch für Infektionen mit dem Rinderdiarrhoe-, Herpes simplex-, Zytomegalie-, Varizellen/Zoster- und Epstein-Barr-Virus.

Durch **Bluttransfusionen** werden nicht nur die Hepatitis-Viren, sondern auch das Herpes simplex-, Epstein-Barr-, Rötel- und Zytomegalie-Virus in den Blutkreislauf des Empfängers übernommen.

Nierentransplantationen haben das Herpes simplex-, Varizellen/Zoster-, Epstein-Barr-, Zytomegalie-, das Respiratory syncytial Virus sowie Myxo- und Picornaviren übertragen.

Immunsuppressive Behandlungen verhalfen dem Herpes simplex-, Herpes zoster-, Zytomegalie-, Hepatitis-, Epstein-Barr-, Vaccinia- und Masern-Virus zum Durchbruch.

Über den Genitaltrakt ablaufende Virusinfektionen, die Embryopathien verursachen, werden im Abschnitt der teratogenen Viruswirkungen behandelt.

Die Infektionen mit **Pflanzenviren** laufen im Prinzip genau so ab wie die mit animalischen, also auch inapparent und apparent, lokal und

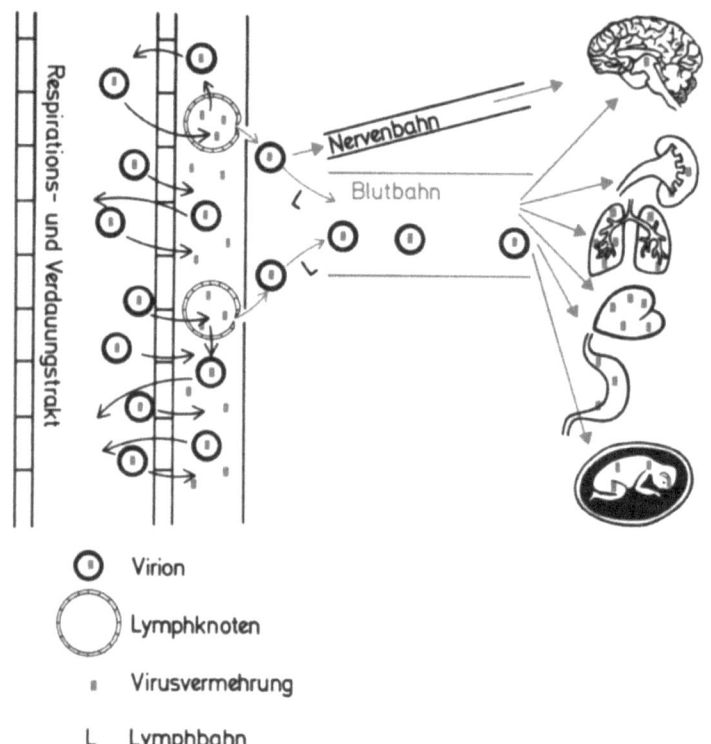

Abb. C6. Lokale und disseminierte Virusinfektionen

disseminiert oder systemisch. Die lokale Infektion breitet sich wahrscheinlich über die Plasmodesmen von Zelle zu Zelle mit einer Geschwindigkeit von wenigen μ/h aus. Zu den Symptomen gehören
- Chlorophyllverlust mit chlorotischen lokalen Läsionen,
- Nekrosen,
- nekrotische oder chlorotische Ringe.

Auch die systemische Erkrankung beginnt lokal. Der Weg einer lokalen Blattinfektion geht über die Blattnerven oder an ihnen entlang über den Stengel in die Wurzeln, von da über die jungen in die älteren Blätter. Die Infektion erfolgt hauptsächlich über das Phloem, die Ausbreitungsgeschwindigkeiten liegen bei cm/h bis cm/min.

Die makroskopisch sichtbaren Symptome einer systemischen Pflanzenvirusinfektion sind

- Wachstumshemmung,
- Mosaikbildung[1] auf den Blättern,
- Vergilben der Blätter,
- Ringbildung auf den Blättern bis hin zu Nekrosen,
- nekrotische Muster auf Blättern und Früchten, auf Blättern bevorzugt entlang der Blattnerven,
- Nekrose ganzer Pflanzenteile,
- Wuchsanomalien wie Wachstumshemmung, unebene oder eingerollte Blätter, geschwollene Stengel, warzenähnliche Wucherungen am Stengel oder an der Frucht, Gallenbildung und die als Enation bezeichnete Wuchsänderung am Ober- oder Unterblatt entlang der Nerven.

Die makroskopischen Symptome werden durch histologische und zytologisch feststellbare Veränderungen ergänzt:
- Kallosebildung,
- Nekrose,
- Chloroplasten-Degeneration,
- veränderte Zellstrukturen,
- Bildung von amorphen (x-Körper) oder kristallinen Zelleinschlüssen.

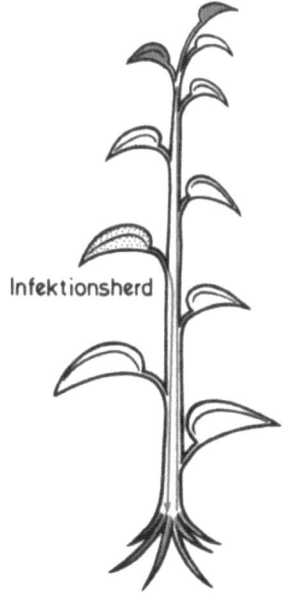

Abb. C7. Systemische Ausbreitung eines Pflanzenvirus

---

[1] Wechsel zwischen chlorophyllreichen und -armen Blattzonen.

Die **Insektenviren**, bei denen die Infektionsabläufe auch sehr vielfältig sind, lassen sich in drei Typen unterteilen.

Die Insektenviren mit Einschlüssen vermehren sich bevorzugt in Zellen des Fettkörpers, in der Epidermis und im Epithel der Trachea und des Mitteldarmes. Krankheitssymptome sind Vergrößerung des Zellkerns und Chromatinverklumpungen. Durch Platzen der Kerne werden die neugebildeten Viren freigesetzt. Die Infektion setzt sich von Zelle zu Zelle fort und endet bei der Larve in der Regel, bei der Puppe oft und beim Imago selten mit dem Tod. Dafür treten bei Puppen und beim ausgewachsenen Insekt Mißbildungen auf.

Gewebe für Insektenviren ohne Einschlüsse, von denen sich die meisten im Zytoplasma vermehren, sind das Fettgewebe und Gewebe des Verdauungstraktes. Paralyse verursachende Insektenviren, z. B. in Milben, sind auch im Nervengewebe zu finden. Die Infektionsfolgen reichen von der Entwicklungshemmung bis zum Tode der Larve, Puppe und des Imago. Eine Besonderheit ist beim Sigma-Virus von Drosophila melanogaster entdeckt worden, bei dem fast gereifte, mit latentem oder virulentem Virus infizierte Eier gestaut werden, wodurch die Zahl der Nachkommen wesentlich gemindert wird.

Die Infektionsfolgen in den meisten Vektoren pflanzenpathogener Insektenviren sind gegenüber den anderen Insektenviren abgeschwächt. Sie äußern sich vor allem in einer Verkürzung der Lebenszeit, doch können sie auch letal für alle drei Entwicklungsstadien enden.

Die starke Pathogenität mancher Insektenviren wird dazu ausgenutzt, sie als biologische Schädlingsbekämpfungsmittel einzusetzen. Mit der nun möglichen Massenzüchtung in Zellkulturen ist diese biologische Methode überall dort von Interesse, wo chemische Mittel entweder aus Kostengründen oder wegen entstandener resistenter Insektenstämme nicht anwendbar sind.

So bedroht die Blattwespe Gilpina hercyniae die kanadischen Nadelholzbestände, weil ihr natürlicher Gegner, ein Virus, fehlt. Die Larven der Tussock-Motte bedrohen periodisch alle 10 Jahre die Douglasfichtenbestände. Durch Einsatz des Tussock Moth Virus werden die Populationsexplosionen der Motte nach drei Jahren abgebrochen, wodurch nicht nur Schäden reduziert, sondern auch ganze Bestände gerettet werden.

Die Entwicklungen an diesen **viralen Pestiziden** konzentrieren sich auf den Einsatz von Viren aus der Gruppe Baculoviridae. Bei ihrer Anwendung ist die Sicherheit sehr groß, daß sie allein Insekten und nicht auch Pflanzen und Vertebraten infizieren.

III. Viren als Mutagene

Die vom Virusgenom gesteuerte Aktivität umfaßt sowohl die Virus-Neusynthese als auch Veränderungen des Wirtszellgenoms.

Die Angaben über die Genzahlen der einzelnen Viren schwanken in Abhängigkeit von der Berechnungsmethode. Legt man das Genomgewicht zugrunde, so muß es durch die Zahl der Nukleotide pro Gen dividiert werden. Nun gibt es aber keine einheitliche Auffassung darüber, wieviel Nukleotide für ein Gen erforderlich sind. Nimmt man als Basis die Zahl entdeckter Virusproteine, so muß mit jedem durch Anwendung empfindlicherer Methoden neu entdeckten Protein die frühere Angabe korrigiert werden.

Da die bis jetzt vorliegenden Genbestimmungen nicht vollständig sein können, soll Abb. C8 lediglich einen Eindruck von den ungefähren Genomgrößen verschiedener Viren vermitteln.

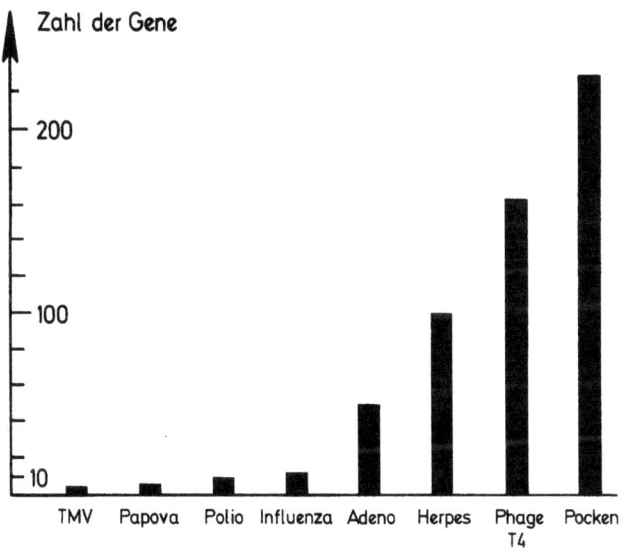

Abb. C8. Genomgrößen verschiedener Viren

Das bisher größte bekannte Virusgenom, das der Pockenviren, hat nur etwa $1/25$ des Genoms von *E. coli*, oder $1/7500$ desjenigen des Menschen. Um so bedrückender ist die Tatsache, daß so kleine Virusgenome einen so großen genetischen Schaden beim Menschen anrichten können.

Aber auch zwischen Viren können genetische Aktivitäten bestehen, die durch Veränderungen bestimmter Eigenschaften erkennbar werden. So sind die immunogenen Veränderungen wilder Influenza-A-Stämme ein Beweis für sich natürlich entwickelnde Mutanten, die das Ergebnis von spontanen Mutationen aber auch von Rekombinationen sein können, durch die Eigenschaften verschiedener „Elternstämme" weitergetragen werden.

Die Aktivierung von im Genom inaktivierter Viren befindlichen einzelnen Genen durch ein aktives Virusgenom nennt man **Kreuzreaktivierung**. Sie wird im Laboratorium gezielt angewendet, um rekombinante Stämme zu erhalten, die erwünschte Eigenschaften eines aktiven und eines inaktiven Genoms in sich vereinen. Auf diese Weise kann man z. B. aus zwei für die Impfstoffproduktion ungeeigneten Stämmen einen geeigneten rekombinieren. Festzuhalten bleibt aus der Kenntnis der Kreuzreaktivierung, daß eine Inaktivierung, d. h. eine Zerstörung der Vermehrungsfähigkeit, nicht identisch ist mit der Vernichtung jeder Virus-Genaktivität.

Noch sichtbarer wird die Erhaltung der Aktivität einzelner Gene in inaktivierten Virusstämmen bei der „**Multiplicity-Reaktivierung**". Hier bilden sich aus genetisch aktiven Genen inaktivierter Virusstämme Rekombinanten mit dem Operon „Vermehrungsfähigkeit".

Mutagene Einwirkungen des Virusgenoms auf das Wirtszellgenom können sowohl durch seinen ganzen oder teilweisen Einbau als auch durch Mechanismen bedingt sein, wie sie der Mutagenese durch Strahlen und chemische Substanzen zugrundeliegen.

Als Beispiel der Virus-Mutagenese durch Einbau des gesamten Virusgenoms sei die **Lysogenie** genannt. **Konversionen** heißen die unter dem Einfluß des Virusgenoms ausgeprägten neuen Bakterieneigenschaften. Dazu gehört die Veränderung der Zellwand-Lipopolysaccharide bei Salmonella-Stämmen ebenso wie die neu gewonnene Fähigkeit zur Toxinbildung bei Diphtherie-Stämmen, die normalerweise kein Toxin bilden.

In die Konversionen lassen sich auch die Zelltransformation und die Tumorbildung durch onkogene Viren, die in einem besonderen Abschnitt behandelt wird, einordnen. Aus Versuchen mit bestrahlten Herpes simplex-Viren des Typs 2 ist erwiesen, daß auch partiell inaktiviertes Virus zur Zelltransformation befähigt ist und den Einbau herpesspezifischer Antigene in Wirtszellen bewirken kann.

Daß Viren Mutagene sind, ist auch unter Anwendung zytogenetischer Untersuchungen in vitro und in vivo für einige animalische Viren bewiesen worden. Für die virusinduzierten **Chromosomenaberrationen** gilt die gleiche Beweiskette wie für die durch Strahlen oder chemische

Substanzen induzierten. Danach sind Aberrationen induzierende Strahlen oder Agentien ebenso in der Lage, Genom-, Chromosomen- und Genmutationen auszulösen.

Die bisher beobachteten virusinduzierten genetischen Veränderungen sind:
- Chromosomenaberrationen: Brüche, Fragmente, Pulverisierung, Austauschfiguren;
- Anomalien des mitotischen Apparates: Chromosomenverdrehungen, Fixierung in der Metaphase (C-Mitose), Bildung von Mikrokernen, Endoreduplikation, Multipolare Mitose;
- Genomveränderungen: Auftreten von Markerchromosomen, Zellfusionen (Synzytien), Heteroploidie.

Tabelle C6. Mutagene Kernveränderungen durch animalische Viren

Virus	Geprüft in
Adeno 2, 4, 5, 6, 7, 12, 18	Primärkulturen
	Diploide Kulturen
	Human-Lymphozyten
Herpes simplex	Primärkulturen
	Diploide Kulturen
	Human-Lymphozyten
Varizellen-Herpes zoster	Diploide Kulturen
	Human-Lymphozyten
Epstein-Barr	Human-Lymphozyten
Vaccinia	Permanente Kulturen
SV 40	Primärkulturen
	Diploide Kulturen
Poliomyelitis	Primärkulturen
	Diploide Kulturen
Influenza A	Permanente Kulturen
Mumps	Permanente Kulturen
	Human-Lymphozyten
Newcastle Disease	Permanente Kulturen
Parainfluenza 1	Permanente Kulturen
	Diploide Kulturen
Masern	Primärkulturen
	Diploide Kulturen
	Permanente Kulturen
	Human-Lymphozyten
Rous Sarcoma	Primärkulturen
Rubella	Primärkulturen
	Diploide Kulturen
	Human-Lymphozyten

In der Tabelle C6 sind die in Zellkulturen und Human-Lymphozyten geprüften animalischen Viren aufgeführt.

IV. Viren als Ursachen humaner Embryo- und Fötopathien

Für ein Virus gibt es zwei Möglichkeiten, zum Embryo oder Föten zu gelangen:
- Über Geschlechtsorgane und
- über die Blutbahn.

Eine intrauterine Virusinfektion über Geschlechtsorgane ist sowohl durch in der Vagina als auch im Sperma vorhandenes Virus möglich. Zu den aus dem Vaginalsekret isolierten Viren gehören das
- Herpes simplex-Virus,
- Zytomegalie-Virus und
- Rubella-Virus.

Samenflüssigkeiten enthielten
- Hepatitis-Virus B und
- Zytomegalie-Virus.

Disseminierte Infektionen verursachende Viren können über die Blutbahn eindringen.

Bis zum Beginn des dritten Schwangerschaftsmonats ist es für das Virus relativ leicht, zum Embryo zu gelangen. Erst nach dieser Zeit hat sich mit der Entwicklung des Chorions ein Schutzwall um den Embryo gelegt. Da diese **Plazentaschranke** auch den mütterlichen vom embryonalen Blutkreislauf trennt, sind beide Infektionswege gesperrt und nur durch die Viren zu durchdringen, für die im Chorion-Plazenta-Gewebe Virusrezeptoren vorhanden sind.

Ist in den ersten beiden Monaten der Schwangerschaft eine Rötelninfektion mit infektiösen Endothelzellen der Plazenta-Kapillaren, die in den embryonalen Kreislauf gelangen und die verschiedenen Organe chronisch infizieren, leicht möglich, so muß nach dieser Zeit das Chorion überwunden werden, was mit Läsionen des Zottengewebes, Nekrosen, akuter Entzündung, granulomatösen Veränderungen und Infiltraten verbunden sein kann. In zellzerstörender Weise dringen das Herpes simplex-, Varizellen-, Pocken- und Vaccinia-Virus durch das Chorion, während z.B. die Poliomyelitis- und Coxsackie-B-Viren keine Spuren hinterlassen.

Der durch Viren in der Schwangerschaft verursachte Schaden hängt nicht nur von der Virusart, sondern auch vom Zeitpunkt der Infektion und ihrer Stärke ab. Intrauterine Virusinfektionen in den ersten beiden Schwangerschaftswochen bedingen den Tod des Keimes. In der

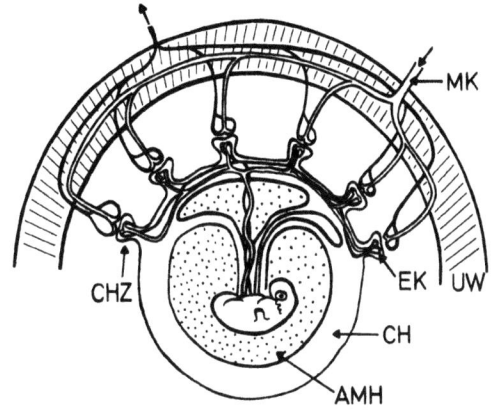

Abb. C9. Der intrauterine Weg zum Embryo. *MK*: Mütterlicher Kreislauf, *EK*: Embryonaler Kreislauf, *UW*: Uteruswand, *CH*: Chorion, *AMH*: Amnionhöhle, *CHZ*: Chrionzotten

Embryogenese folgen Mißbildungen; Fötopathien, funktionelle Störungen und Entwicklungshemmungen schließen sich an und können von Abort, Totgeburt und Frühgeburt überlagert werden. Allgemein kann man sagen, daß die Schwere der Infektionsfolgen mit der Dauer der Schwangerschaft abnimmt.

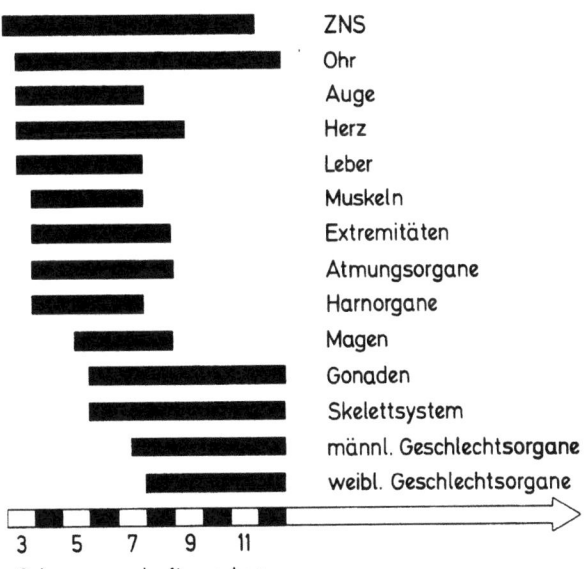

Abb. C10. In der Embryogenese durch Teratogene induzierbare Mißbildungen

Eine immunologische Folge prae- und perinataler Virusinfektionen ist die Ausbildung einer **Immuntoleranz** gegen den Krankheitserreger, die mit einer **chronischen Infektion** des Föten verbunden ist.

Tabelle C7. Durch humanpathogene Viren verursachte embryonale und fötale Schäden

Virus	Kongenitale Schäden	Abort	Totgeburt	Frühgeburt
Rubella	+	+	+	
Zytomegalie	+	+	+	
Herpes simplex	+	+		
Masern	+	+		
Coxsackie B	+		+	
Influenza A	+			
Mumps		+		
Vaccinia		+	+	+
Variola		+	+	+

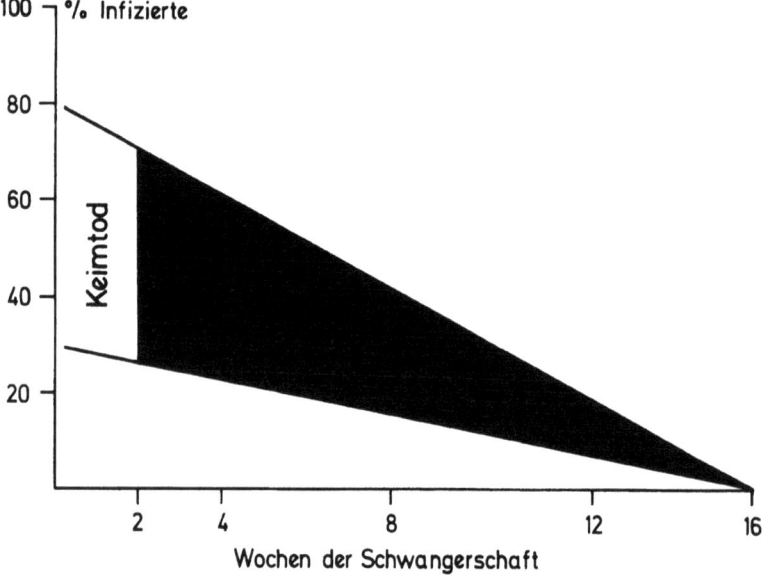

Abb. C11. Mißbildungs-Risiko für das Kind einer Rubella-infizierten nichtimmunen Schwangeren

1. Röteln (Rubella, German measles, Rubeola)

Die alljährlich besonders im Frühjahr verstärkt auftretenden Rötelninfektionen sorgen für eine hohe Immunisierung der Bevölkerung, die für Frauen im gebärfähigen Alter zwischen 80 und 90 % liegt. Das bedeutet, daß bei einem Teil der Schwangeren eine Rötelninfektion mit schädigenden Folgen möglich ist. Aus Ergebnissen statistischer Erhebungen wird das Mißbildungsrisiko auf 1–2 pro 1000 Lebendgeborene geschätzt. Es nimmt im Verlaufe der Schwangerschaft in dem in Abb. C 11 dargestellten Umfang ab.

Die durch Rötelnviren verursachten Schäden beschränken sich nicht auf die als „Rötelntrias" zusammengefaßten Mißbildungen Herzfehler, Katarakt und Taubheit.

Als Fötapathien sind Leber- und Milzvergrößerungen, Organschrumpfungen, Ader-Netzhautentzündung, Leberentzündung, Gehirnentzündung beschrieben. Hinzu kommen Abort und Totgeburt.

Für kongenital infizierte Kinder ist bewiesen, daß sie auch nach drei Jahren noch Virus ausscheiden können und damit während dieser Zeit für ihre Umgebung infektionsgefährdend sind.

2. Zytomegalie

Das Zytomegalie-Virus ist weltweit verbreitet. In unterentwickelten Ländern ist die gesamte Bevölkerung nach dem zweiten Lebensjahr durchseucht. Antikörperstudien in unseren Breiten machen wahrscheinlich, daß um 90 % der gebärfähigen Frauen von dem Virus infiziert wurden. Es kann etwa bei 10 % der Frauen aus dem Zervixsekret und dem Urin isoliert werden. Man nimmt an, daß in unserem Raum ungefähr 1 % der Neugeborenen intrauterin infiziert ist. Von ihnen haben bis zur Hälfte schwere Zytomegalie-Virus-bedingte Geburtsdefekte; auf 20000–40000 Geburten wird mit einer schweren, generalisierten, tödlich verlaufenden Zytomegalie gerechnet. Das Virus persistiert über viele Monate in den Lymphozyten und wird auf diesem Wege auf den Föten übertragen. Infizierte Schwangere können länger als ein Jahr Virus über das Zervikalsekret, Urin, Rachen und Muttermilch ausscheiden, ebenso ist die Virusausscheidung der Säuglinge über Urin und Rachen bis zu einem Jahr nachgewiesen.

Die klinischen Symptome der Kinder mit prä- und perinatal erworbener Zytomegalie umfassen:
- Schäden am ZNS wie Mikrozephalie, intrazerebrale Verkalkungen, fokale Epilepsie, Ader-Netzhautentzündung,
- geistige und körperliche Entwicklungsstörungen,

- Taubheit,
- Leber- und Milzvergrößerungen, Hepatitis,
- Blutveränderungen,
- Angina und Pneumonie,
- Herzmuskelentzündung,
- Magen-Darmentzündung.

3. Herpes simplex

Infektionen durch das Herpes simplex-Virus gehören mit zu den häufigsten überhaupt. In der Kindheit überwiegen Infektionen durch Stämme des Typs 1 mit ausgedehnten Läsionen der Mund-Schleimhäute. Nach der Aufnahme sexueller Kontakte kommt es bei Jugendlichen zu Infektionen mit genitalen Typ 2-Stämmen, die im Bereich der Portio und Zervix weit verbreitet sind und oft wiederkehrende Eruptionen verursachen.

Für Embryo- und Fötopathien können beide Typen verantwortlich gemacht werden. Symptome intrauteriner Infektionen sind:
- Mikrozephalie,
- Mikrophtalmie,
- Mißbildung der Netzhaut,
- Gehirnverkalkung,
- geistige Entwicklungshemmung,
- Ader-Netzhautentzündung.

Perinatale Typ 2-Infektionen im Geburtskanal enden nach generalisierter Infektion meist tödlich.

4. Masern

Masern-Virus-Infektionen im Kindesalter sorgen für eine ziemlich vollständige Immunisierung der Bevölkerung vom Jugendalter an. Über die Schäden nach intrauteriner Infektion gibt es widersprüchliche Aussagen, aber auch eine eindeutige aus Grönland, die sich auf 6237 Frauen stützt, von denen 155 schwanger waren. Nach diesen Ergebnissen ist das erste Trimenon besonders gefährdet mit Abort, Gesichtsmißbildung (Zyklopie), Lippengaumenspalte.

5. Coxsackie B

Zu den erworbenen Erkrankungen Neugeborener gehört die Herzmuskelentzündung (Moykarditis). In einer Untersuchung konnten bei 5 von

50 totgeborenen oder nach der Geburt gestorbenen Kindern Coxsackie B-Viren im Myokard nachgewiesen werden, und es besteht der Verdacht des direkten Zusammenhanges zwischen den Viren und den Totgeburten.

6. Influenza A

Über embryonale oder fötale Schäden durch Influenza-Viren gibt es sehr verschiedene Untersuchungsergebnisse. Eine finnische Studie an 6147 Kindern nach der Pandemie 1957 und einer Wiederholungsuntersuchung an 3255 von ihnen im Jahre 1970 ergab als Influenza-gefährdete Periode die dritte bis neunte Schwangerschaftswoche mit der Folge von Mißbildungen des ZNS. Da aber gleichzeitig der Medikamentenverbrauch gestiegen war, konnte der direkte Zusammenhang lediglich wahrscheinlich gemacht werden.

Zu den Viren, die intrauterin Abort, Tot- und Frühgeburten verursachen, gehören **Mumps-, Vaccinia-** und **Variola-Virus.**

V. Viren als Onkogene

Mit der 1908 durch Ellermann und Bang entdeckten Möglichkeit, Geflügel-Leukämien zellfrei zu übertragen, begann die Tumorvirologie, die bis heute einen wesentlichen Beitrag zur Aufklärung der Tumorgenese geleistet hat.

In den vorangegangenen Abschnitten ist deutlich geworden, daß ein Virus den Organismus auf vielen Wegen angreifen und schädigen kann.

Die Zelle kann auf eine Virusinfektion verschieden reagieren. In der **produktiven Infektion** stellt die Zelle dem Virus ihren gesamten biochemischen Apparat für seine Vermehrung zur Verfügung. Das Virus wird dabei auf Kosten der Wirtszelle, die schwere Schäden oder sogar den Tod erleiden kann, vermehrt. **Abortive Infektion** bedeutet demgegenüber die Aufnahme des Virusgenoms in das Genom der infizierten Zelle mit der Folge, daß sowohl die freie Virusvermehrung als auch der Tod der Wirtszelle ausbleiben. Als Lysogenie und Zelltransformation wurden zwei solche Systeme beschrieben.

1. Animalische Tumorviren

Betrachtet man die in den Tabellen C 8 und C 9 zusammengestellten Tumorviren, die ganz verschiedenen Virustypen, sowohl in der Gruppe der DNA- als auch der RNA-Viren angehören, so finden wir als Antwort der durch sie infizierten Organe lokale und generalisierte Tumoren.

Die zelluläre Reaktion bei der Tumorbildung hängt vom Nukleinsäuretyp des Tumorvirus ab. Das Verhältnis der **DNA-Tumorviren** zu

Tabelle C8. Onkogene DNA-Viren

Virusgruppe	Virus	Natürlicher Wirt	Tumor im natürlichen Wirt	Tumoren in anderen Wirten
Papova	Papilloma	Mensch Kaninchen Rind Hund	Warzen Papillome	
	Polyoma	Maus		Neugeborene Mäuse und Hamster: Spindelzell-Sarkome, Karzinome
	SV 40	Affe		Neugeborene Hamster: Sarkome, Ependimome
Adeno	12, 18, 31	Mensch		Neugeborene Hamster, Ratten und Mäuse: Sarkome
	7	Mensch		Neugeborene Hamster: Lymphome, Lymphosarkome
	3, 11, 14, 16, 21	Mensch		Neugeborene Hamster: Sarkome
Herpes	Lucké	Frosch	Nierenkarzinom	
	Marek-Disease	Huhn	Neurolymphomatose	
	Epstein-Barr	Mensch	Lymphom	
	Saimiri	Affe	Lymphom	
	ateles	Affe	Lymphom	
	Herpes simplex Typ 2	Mensch	Karzinom?	
Pocken	Molluscum contagiosum	Mensch	Warzen	
	Yaba Monkey tumor	Affe	Lymphom	
	Myxoma und Fibroma	Kaninchen Hirsch Eichhörnchen	Fibrom-Myxom	

ihren Wirtszellen ist ein nichtproduktives. Das Virus kann zwar seinen Replikationszyklus in Gang setzen, es kann ihn aber nicht vollenden. So sind neben der Tumorbildung als Viruseffekte lediglich Viruskomponenten wie die virale m-RNA, Tumorantigene und virusspezifische Oberflächenantigene nachweisbar, nicht dagegen Virionen. Der Virusvermehrungszyklus wird offensichtlich in der Synthese nach der Bildung früher Enzyme gestoppt, oder er wird nur teilweise in Gang gesetzt, indem weniger Virusgenom-Anteile transkribiert werden als bei einer mit dem Zelltod verbundenen Infektion.

Tabelle C9. Onkogene RNA-Viren

Virusgruppe		Virus	Natürlicher Wirt	Tumor im natürlichen Wirt
Oncorna C	Geflügel	Rous-Sarkom	Hühner	Sarkom
		Leukämie-Viren	Hühner	Leukämie
				Sarkom
				Lymphomatose
				Myeloblastose
				Erythroblastose
	Säuger	Murines Leukämie-Sarkom	Mäuse	Leukämie
		Katzen-Leukämie	Ratten	Sarkom
		Katzen-Sarkom	Hamster	Lymphom
		Hamster-Leukämie	Katzen	
		Rinder-Leukämie	Affen	
		Rinder-Sarkom	Rinder	
	Reptilien	Viper-Sarkom	Viper	Sarkom
Oncorna B		Mäuse-Mammatumor	Maus	Karzinom
		Mason-Pfizer	Primaten	Sarkom

Anders verläuft die Replikation der **RNA-Tumorviren**. Eine viruseigene RNA-abhängige DNA-Polymerase, die auch **reverse Transkriptase** genannt wird, sorgt für eine stufenweise Replikation und eine Trennung der zellulären von der viralen Transkription, wie das folgende Schema zeigt:

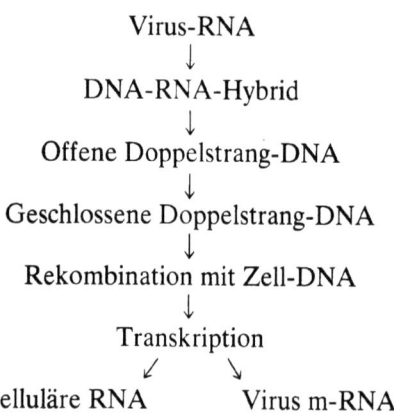

Durch die entkoppelten Mechanismen der Virussynthese schließen sich die Virusvermehrung und das Tumorwachstum nicht mehr gegenseitig aus, und Viren lassen sich isolieren.

Die von Temin 1964 in seiner **Provirus-Hypothese** geforderte DNA-Zwischenstufe für RNA-Tumorviren ist inzwischen ebenso gefunden worden wie das dafür notwendige Enzym reverse Transkriptase", die 1970 von Temin und Mizutani sowie von Baltimore entdeckt wurde.

Aber nicht nur die Genome entarteter Zellen enthalten RNA-Tumorvirus-spezifische DNA. Sie wurde auch in normal erscheinenden Zellen gefunden und kann in ihnen durch physikalische oder chemische Faktoren aus einem latenten endogenen in einen virusproduzierenden aktiven Zustand umgewandelt werden.

Für die reverse Transkriptase ist inzwischen der vielfältige Beweis in RNA-Tumorviren und in RNA-Virus-Tumoren erbracht worden. Nicht erfüllt hat sich bisher die Erwartung, man könne mit dem Nachweis dieses Enzyms eine Früherkennung virusbedingter Tumoren erreichen. Die reverse Transkriptase wurde nämlich nicht nur in den in die Tumorviren eingeordneten Erregern gefunden, sondern auch in solchen, die „Slow"- und „Foamy"-Viren sind. Könnte das noch auf eine enge Beziehung zwischen „Slow-Viruses" und Tumorviren hindeuten, so stellen die Isolierungen des Enzyms sowohl aus mit „Foamy"-Viren infizierten als auch aus normalen Mäuse- und Humanzellen diese enzymatische Tumordiagnostik in Frage.

Da Tumorviren fähig sind, Zellen in Kulturen zu transformieren und transformierte Zellen ebenso wie Tumorviren in vivo die Tumorbildung induzieren können, erhofft man sich aus den Ergebnissen entsprechender Versuche Einblicke auch in die Entstehung humaner Tumoren.

So fand man, daß die in einer Kultur aus jeweils einer Zelle entstandenen Herde (foci) in Tieren eine Tumorbildung auslösen können. Embryonale Lungenzellen, die durch das Zytomegalie-Virus transformiert waren, entwickelten in nackten Mäusen Karzinome. Durch aktive oder inaktivierte Herpes simplex-Viren des Typs 2 transformierte Hamster-Fibroblastenzellen induzierten in Goldhamstern Fibrosarkome. Unabhängig davon, ob in transformierten Zellen Virus gebildet oder nicht gebildet wird, enthalten sie mindestens Genomteile des Virus, von dem sie transformiert wurden. So blieben etwa 70 % der Adeno-Virus Typ 12-DNA innerhalb transformierter BHK 21-Zellen frei, und 30 % vereinigten sich mit dem Zellgenom. Aber auch wenn nur 5 % eines bestimmten Abschnittes des Adeno-Virus-Genoms integriert waren, so reichte auch das für ein malignes Zellwachstum. SV 40-DNA wird wahrscheinlich völlig in die Zell-DNA integriert, bei einer Human-Zellkultur fand man sie im Chromosom C 7. Abortive Infektionen sind nicht allein vom Virus, sondern auch vom Zelltyp abhängig. So konnte sich das Polyoma-Virus in embryonalen Mäusezellen produktiv verhalten, während es auf Babyhamster-Nierenzellen abortiv einwirkte. Es war aber auch möglich, mit einer Defektmutante des Polyoma-Virus embryonale Mäusezellen zu transformieren.

2. Virusätiologie humaner Tumoren

Verlangt man für den Beweis des kausalen Zusammenhanges zwischen Tumorvirus und humanem Tumor die Erfüllung der von Jacob Henle erhobenen und von Robert Koch formulierten „**Kochschen Postulate**", nach denen
- das Virus regelmäßig bei gleichartigen Erkrankungen zu isolieren sein muß,
- das Virus rein gezüchtet werden muß,
- nach Injektion der Reinkultur in ein Versuchstier sich das gleiche Krankheitsbild zeigen und
- aus dem erkrankten Tier das Virus wieder zu isolieren sein muß,

dann ist für keinen humanen Tumor, einschließlich der humanen Papilloma-Viren, die außer normalen **Hautwarzen** (Verrucae vulgares) auch **Genitalwarzen** (Condylomata accuminata) und **Larynxpapillome** induzieren, die Virusätiologie bewiesen.

Bedenkt man aber, daß für einige Tiertumoren die Virusätiologie gesichert ist und daß mit Hilfe moderner Untersuchungsmethoden, wie dem elektronenmikroskopischen Nachweis von C-Partikeln, der Hybridisierungstechnik zum Nachweis gleicher Nukleinsäuresequenzen, dem Nachweis spezifischer Enzyme und Antigene beim Fehlen geeigneter

Versuchstiere die Virusätiologie bestimmter humaner Tumoren immerhin wahrscheinlich gemacht werden kann, dann geraten schon einige Viren in den starken Verdacht, humane Tumorviren zu sein.

Ein solcher Verdacht liegt vorerst nur auf einigen DNA-Viren aus den Gruppen Papilloma-, Pocken- und Herpes-Viren ausreichend begründet.

a) Papilloma-Virus

Der Verdacht beschränkt sich noch auf die gutartigen, normalen Hautwarzen. Durch Hybridisierungsversuche ist nachgewiesen, daß die Erreger der Kondylome und Larynxpapillome, die sich zu Karzinomen entwickeln können, nicht mit den Erregern der gutartigen Hautwarzen identisch sind.

b) Epstein-Barr-Virus (EBV)

Das Epstein-Barr-Virus läßt sich bei infektiöser Mononukleose (Pfeiffersches Drüsenfieber), aus dem Burkitt-Lymphom und dem Nasopharynx-Karzinom isolieren. Während das Virus beim Pfeifferschen Drüsenfieber und beim besonders in Südchina vorkommenden Nasopharynx-Karzinom regelmäßig nachgewiesen werden kann, gelingt dieser Nachweis beim Burkitt-Lymphom sicher nur bei Kindern in Zentralafrika, bei denen es endemisch verbreitet ist.

Obwohl die Virusisolierung außerhalb Afrikas nur selten gelungen ist und ein hoher Bevölkerungsanteil — auch in Mitteleuropa — Antikörper gegen das Virus besitzt, gibt es kaum einen Zweifel an der onkogenen Fähigkeit dieses Virus. Primärinfektionen verursachen in geringer Zahl infektiöse Mononukleose, in den meisten Fällen bleibt sie symptomlos.

Das hauptsächliche Zielorgan des Virus im Burkitt-Lymphom sind die B-Lymphozyten. Es kann sie in diploide Zellen umwandeln, die eine begrenzte Zeit wachsen und spezifisches EBV-Antigen tragen. Beim Nasopharynx-Karzinom sind Teile des Virusgenoms in den Tumorzellen zu finden. EBV induziert Tumoren im lymphatischen Gewebe der Krallen- und Eulenaffen.

c) Herpes simplex-Virus Typ 2

Nicht so sicher wie beim EBV ist die Onkogenität der Typ-2-Stämme des Herpes simplex-Virus für das Zervix-Karzinom zu belegen. Seine zelltransformierende Potenz in aktiver wie in inaktivierter Form ist erwiesen, ebenso seine Onkogenität in vivo und die Übertragbarkeit der im Hamster durch transformierte Zellen induzierten Spindelzellsarkome.

Isolierungsversuche aus Zervixkarzinomzellen verliefen ebenso negativ wie der Versuch, durch Hybridisierung die Anwesenheit des Virusgenoms in den Tumorzellen nachzuweisen.

Der Onkogenitätsverdacht stützt sich bisher allein auf klinische Argumente:
- Abhängigkeit vom Geschlechtsverkehr,
- Erhöhung der Anaplasien bei Herpes genitalis.

3. Hypothesen zur virusbedingten Tumorgenese

Wir kennen weder die zur Zelltransformation noch die zum Tumor führenden Vorgänge im einzelnen.

Von der DNA-Virus-bedingten Zelltransformation wissen wir, daß die integrierte Virusnukleinsäure nur solche Vorgänge der Replikation zu induzieren vermag, die als proteinbildende frühe Stadien bezeichnet werden. Da es möglich ist, durch exogene Faktoren wie UV-Strahlen oder chemische Substanzen die abortive Infektion in eine produktive zu verändern, müssen zwar alle Virusgene vorhanden, aber es kann nur ein Teil von ihnen funktionsfähig sein. Für die Ausprägung dieser Teilfunktion vermutet man die Wirksamkeit eines Repressors oder eines transformierenden Proteins. Bisher wurde weder der eine noch der andere Faktor gefunden.

Die Feststellung, daß viele normale Mäuse- und Geflügelzellen endogenes Virus, also tumorvirusspezifische DNA in ihren Chromosomen enthalten, hat zu zwei Hypothesen geführt, mit denen versucht wird, die Entstehung von RNA-Virus-Tumoren zu erklären.

Die **Onkogen-Hypothese** von Huebner und Todaro setzt voraus, daß Säuger im Verlaufe der Evolution Tumorvirus-RNA aufgenommen, zur endogenen DNA transkribiert und in ihr Genom eingebaut haben. Dieses Onkogen ist Teil einer größeren genetischen Struktur, die sie Virogen nennen. Die Funktion des Virogens wird normalerweise durch Repressoren blockiert. Von außen einwirkende kanzerogene Faktoren wie Strahlen, chemische Karzinogene, Viren u. a. können den Onkogen-Repressor ausschalten und damit die Virus-Onkogenese über ein „transformierendes Protein" anschalten. Wird das gesamte Virogen aktiviert, dann werden außer dem transformierenden Protein auch alle anderen für die Bildung des kompletten Virus erforderlichen Enzyme und Strukturelemente synthetisiert. Damit sind alle Säuger schicksalbedingt tumorgefährdet, und das Problem der Tumorgenese wird auf die Funktion der Repressoren verlagert.

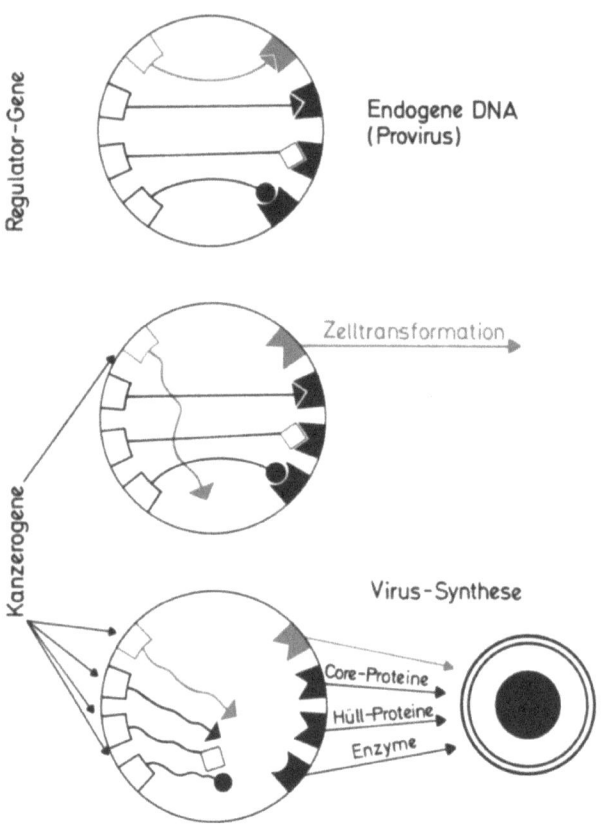

Abb. C12. Die Onkogen-Hypothese

Temin löst sich mit seiner **Protovirus-Hypothese** von der Tumorpotenz aller Säugerzellen und sieht in der RNA-gerichteten DNA-Synthese einen normalen Informationsaustausch für viele Zellprozesse, wie z.B. der Differenzierung. Der Tumor wäre dann das Ergebnis einer falschen Evolution der Protoviren, hervorgerufen durch Mutationen. Unter Protoviren sind Abschnitte in Chromosomen der Wirbeltiere mit Nukleotidsequenzen zu verstehen, die denen von Onkornaviren sehr ähnlich, mit ihnen aber nicht identisch sind. Diese Abschnitte bewirken zuerst die Synthese der reverse Transkriptase, können aber durch Mutationen bei wiederholten Überschreibungen so verändert werden, daß ihre Nukleotidsequenzen mit denen eines Onkornavirus identisch sind.

Nach dieser Hypothese enthält jede Keimzelle lediglich die Potenz für eine Tumorinformation. Es hängt dann von der Größe der spontanen Mutationsrate oder von der Einwirkung exogener Mutagene — wiederum Strahlen, chemische Substanzen, Viren u. a. — ab, ob und in welchem Umfang in einer Population Tumoren entstehen.

VI. Zusammenfassung

Das parasitäre Schadenspektrum der Viren ist breit.

Bei produktiver Infektion kann ihre Zytopathogenität mit Toxizität, Pyrogenität, Mutagenität, Teratogenität und Immunpathogenität verbunden sein. Abortive Infektionen können Mutagenität und Onkogenität bedeuten.

Die Inaktivierung eines Virus ist nicht identisch mit der Ausschaltung aller seiner Gene.

Viele Genaktivitäten der Viren können nur mit den empfindlichsten genetischen Methoden erkannt werden.

D. Unsere Mittel gegen Viren

Die Viren gehören zu den parasitären Umweltfaktoren des Menschen. Der durch sie angerichtete Schaden ist oft leicht erkennbar, wenn es sich z.B. um den teilweisen oder totalen Verlust der Tierbestände durch Infektionen mit dem Maul- und Klauenseuche- oder Hühnerpest-Virus handelt. In anderen Fällen ist er mehr oder weniger genau zu schätzen.

So werden Kartoffelerträge in einzelnen Anbaugebieten nicht selten um mehr als die Hälfte gemindert. Im brasilianischen São Paulo gingen innerhalb von 12 Jahren 6 Mill. Orangenbäume, das sind 75% des Gesamtbestandes, an der durch Blattläuse übertragenen Tristeza-Krankheit zugrunde. In Ghana wurden seit 1945 über 100 Mill. Kakaobäume gefällt, um die Ausbreitung des durch Schmierläuse übertragenen Cacao swollen Shoot virus zu verhindern. Die jährlich in England durch das Zuckerrübenmosaik-Virus bedingte Ertragsminderung wird auf mindestens 15 000 t geschätzt.

Der durch einzelne Viren bei Humanerkrankungen angerichtete Schaden läßt sich zwar als wirtschaftlicher berechnen, wenn es sich z.B. um den Arbeitsausfall bei Influenza-Epidemien handelt. Dieser Wertmaßstab versagt aber beim einzelnen, sobald mit der Virusinfektion Tod oder Gesundheitsschäden unterschiedlicher Schwere verbunden sind. Will man jedoch auch diesen Virusschaden in Geld ausdrücken, so sei erwähnt, daß er allein beim Masern-Virus mit jährlich 50 Mill. DM bemessen wird. In den USA wurden zwischen 1963 und 1968 durch die Masern-Schutzimpfung etwa 500 Mill. Dollar erspart, in der Bundesrepublik Deutschland zwischen 1962 und 1970 durch die Polio-Schutzimpfung mehr als 6 Milliarden DM.

Der Selbstschutz gegen Viren ist notwendig und auch begrenzt möglich.

Neben den bekannten Virusreservoiren, aus denen sich leicht Infektionsherde entwickeln können, gibt es in unserem alltäglichen Lebensbereich viele andere Infektionsquellen, die es auszuschalten gilt. Viren in der Trinkmilch, Herpes simplex-Virus in Badeanstalten, virushaltiges Krankengut, virusverseuchte Räume, virusbefallene Abfälle auf Schlachthöfen oder Pflanzen, die viruskrank sind aber nicht beseitigt wurden, das sind nur einige Beispiele. Dagegen eingesetzte

Mittel und Verfahren werden unter dem Begriff Desinfektion zusammengefaßt.

Will man sich gegen schwere Infektionsfolgen eines bereits eingedrungenen pathogenen Virus schützen, so gilt es, antivirale therapeutische Mittel anzuwenden, die immunologischer oder chemischer Art sein können.

Einen vorbeugenden — prophylaktischen — Schutz vermitteln Impfstoffe gegen bestimmte Krankheitserreger durch Aktivierung der spezifischen Immunabwehr.

I. Virusdesinfektion

Desinfektion bedeutet die irreversible Ausschaltung der Infektionsfähigkeit eines bestimmten Erregers ohne Rücksichtnahme auf die Erhaltung anderer Viruseigenschaften. Sie ist durch Anwendung physikalischer oder chemischer Methoden auf zwei Wegen möglich:
- Durch Einwirkung auf die Nukleinsäure werden Vermehrungsschritte innerhalb einer Wirtszelle verhindert oder verändert.
- Durch Einwirkung auf Proteine kann entweder durch Veränderung der Hüllproteine die Bindung an die Zelle verhindert oder durch Zerstörung der Virusenzyme die Funktionsfähigkeit der viralen Nukleinsäure blockiert werden.

Alle angewendeten Desinfektionsmethoden wirken in unterschiedlicher Stärke auf beiden Wegen.

1. Desinfektion durch Hitze

Die niedrigste erreichbare Temperatur, in der Praxis die Lagerung in flüssigem Stickstoff bei $-196°$ C oder in Tockeneis bei $-70°$ C, ist die optimalste zur Erhaltung der Infektionsfähigkeit der Viren. Jede höhere Temperatur steigert ihre Eigeninaktivierung, die für viele Viren bei über $50°$ C schon in Minuten meßbar wird, wie die Tabelle D1 zeigt.

In dem in der Tabelle angegebenen Temperaturbereich handelt es sich vor allem um eine Proteindenaturierung, die erst bei über $70°$ C in eine reine Nukleinsäure-Inaktivierung übergeht. Sie beginnt mit einer Trennung des Doppelstranges und setzt sich bald in irreversiblen Brüchen des Zucker-Phosphatgerüstes fort. Werden die unter bakteriologischen Gesichtspunkten zur Sterilisierung empfohlenen Zeiten und Temperaturen angewendet, dann sind mit allergrößter Wahrscheinlichkeit auch alle Viren zerstört. Zu diesen Sterilisierungsverfahren zählen

z. B. das Auskochen über 60 min und die Entkeimung im gespannten Wasserdampf bei 2 atü über 30 min.

Diese Regel gilt trotz der Empfehlung, zur Verhinderung einer Hepatitis B-Übertragung Blutpräparate 10 Stunden bei $+60°$ C zu behandeln. Diese lange Zeit wird aus Sicherheitsgründen gefordert, weil sich oberflächenaktive Substanzen wie Eiweiß um das Virus schützend lagern können.

Tabelle D1. Temperaturempfindlichkeit von Viren

Virus	Inaktivierung	
	bei °C	in min.
Poliomyelitis	50	30
Coxsackie	60	30
Maul- und Klauenseuche	56	30
Gelbfieber	60	10
Eastern equine Encephalitis	60	10
Influenza	56	30
Hühnerpest	60	10
Mumps	55	20
Vaccinia	60	10
Rubella	56	60
Adeno	50	20
Herpes simplex	50	30
	41,5	80 Std.
Parvo	56	60

2. Desinfektion durch Bestrahlung

Als Strahlenquellen kommen die **ionisierenden Gamma-** und **Röntgenstrahlen** sowie die **nichtionisierenden UV-Strahlen** in Betracht, die alle bevorzugt auf die Virusnukleinsäure wirken.

Während ionisierende Strahlen alle kovalenten Bindungen zerstören und damit auch Strangbrüche verursachen können, bewirken UV-Strahlen

- durch Auflösen bestimmter Wasserstoffbrückenbindungen die Dimerbildung benachbarter Thymine in der DNA bzw. Uracile in der RNA;
- die Bildung von 5-Hydro-6-hydroxyderivaten an der C5-C6-Doppelbindung der Pyrimidine und
- die Errichtung von Kreuzverbindungen zwischen Pyrimidinen komplementärer Doppelstränge.

Bei der **Raumdesinfektion** durch UV-Lampen ist zu beachten, daß die Absorptionsmaxima der Nukleinsäurebasen zwischen 240 und

280 nm liegen, UV-Strahler aber bestimmte Wellenlängen bevorzugen, Quecksilberröhren z. B. 254 nm. Hinzu kommt eine optimale Strahlenwirkung bei einer bestimmten Entfernung und die Leistungsabnahme der Strahler mit der Brenndauer. Das zwingt zur geplanten Installierung der UV-Lampen und zur ständigen Kontrolle ihrer Leistung. Nur wenn alle wirkungsmindernden Faktoren beachtet werden, ist die UV-Bestrahlung eine wirksame Desinfektionsmethode.

3. Desinfektion durch chemische Mittel

Chemische Desinfektionsmittel entfalten ihre antivirale Wirksamkeit an den verschiedensten Virusstrukturen, sie werden durch drei Faktoren wesentlich beeinflußt:
- Viren sind in einem begrenzten pH-Bereich stabil;

Tabelle D2. PH-Stabilität animalischer Viren

Virus	Stabil im pH-Bereich
Coxsackie	4–8
Encephalomyocarditis	3–9
Influenza A	4–8
Mumps	6,5–8,5
Poliomyelitis	2–9
Reo	2,2–8
Rindertracheitis	6–9
Vaccinia	4–8
Zytomegalie	5–9

- die Desinfektionswirkung wird durch oberflächenaktive Substanzen wie z. B. Proteine und Lipide gemindert;
- die gegen einen Virustyp ermittelte Aktivität eines Präparates ist nicht auf einen anderen übertragbar.

Phenol gehört zu den Desinfektionsmitteln mit eiweißdenaturierender Wirkung. **Salpetrige Säure** (HNO_2) reagiert mit den primären Aminogruppen der Proteine und Nukleinsäuren. Die desinfizierende Wirkung des **Formaldehyd** $\left(HC{\overset{\displaystyle O}{\underset{\displaystyle H}{}}}\right)$ beruht ebenfalls auf seiner Reaktionsfähigkeit mit den NH_2-Gruppen der Proteine und Nukleinsäuren. Es kann in flüssiger und in verdampfter Form angewendet werden. Die notwendigen Einwirkungszeiten bemessen sich nach Stunden, wenn mit geeigneten desinfizierenden Konzentrationen gearbeitet wird.

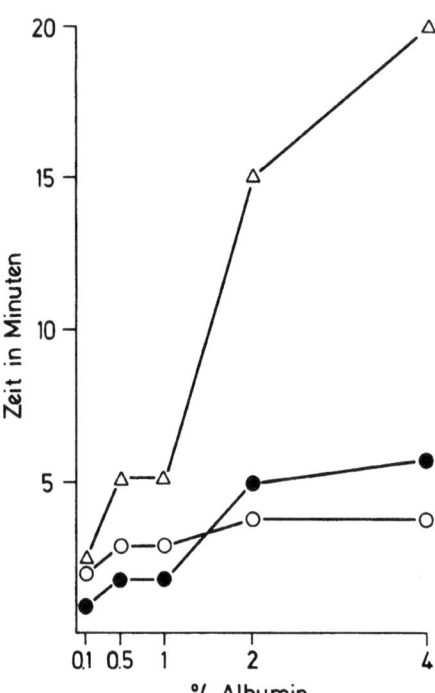

Abb. D1. Abnahme der Desinfektionswirkung von drei verschiedenen Desinfektionsmitteln in Abhängigkeit von der Albuminkonzentration

Hydroxylamin (NH_2OH) spaltet die Pyrimidinbasen der Nukleinsäuren. **Chloramin** — 25% Chlor in p-Toluolsulfonamid — und **Jodpräparate** werden besonders bei der Wasserdesinfektion angewendet. Der Grad ihrer Wirksamkeit hängt von der Konzentration des freien Chlor bzw. Jod pro Liter Wasser ab; auch bei ihnen sind lange Einwirkungszeiten erforderlich, insbesondere bei mit organischen Ballaststoffen verunreinigten Wässern.

II. Antivirale Chemotherapie

Chemotherapeutika sind gegen Erreger von Infektionskrankheiten gerichtete Stoffe. Zu ihnen gehören sowohl synthetisch hergestellte Substanzen als auch Naturprodukte unabhängig davon, ob sie biosynthetisch oder nach anderen Verfahren gewonnen wurden.

Wie man in der antibakteriellen Chemotherapie die **bakterizide** oder keimtötende Wirkung von der **bakteriostatischen** oder wachstumshemmenden unterscheidet, so läßt sich auch die **viruzide** von der **virustatischen** Wirkung trennen.

Da in antibakteriellen Chemotherapeutika oft beide Wirktypen vereinigt sind, können durch sie die Vermehrung der Bakterien, die bei fast allen Arten ein allein extrazellulärer Vorgang ist, leicht beeinflußt werden unter der Voraussetzung ihrer ausreichenden Resorption, d.h. ihrer Aufnahme in die Blut- und Lymphbahn.

Virusinfektionen dagegen laufen fast ausschließlich intrazellulär ab, lediglich in kurzen Zwischenphasen kann es zum extrazellulären Aufenthalt kommen.

Dieser grundlegende Unterschied zwischen der Bakterien- und Virusvermehrung führte zu der lange Zeit vorherrschenden Meinung, es könne keine antivirale Chemotherapie ohne ernste Schädigung des Organismus geben. Erst die Feststellung, daß auch antibakterielle Substanzen starke Nebenwirkungen verursachen können und die Entdeckung auch harmloser antiviraler Chemotherapeutika haben den theoretisch verständlichen Gegensatz gemildert.

Mit der Entwicklung des ersten praktisch anwendbaren antiviralen Chemotherapeutikums, des 5-Jod-2'-desoxyuridins im Jahre 1962, begann eine hoffnungsvollere experimentelle Ära. Dabei lassen sich zwei Arbeitsrichtungen unterscheiden:

- Mit Hilfe von in-vitro-Methoden wird versucht, antiviral-chemotherapeutische Wirkmechanismen zu finden, die unsere Kenntnisse zellulärer Abläufe nach Virusinfektionen erweitern.
- Über in-vitro- und in-vivo-Experimente sollen praktisch anwendbare wirksame Substanzen gefunden werden.

Auf dem mehr theoretisch orientierten Weg stehen Zellkulturversuche im Vordergrund, die durch molekulargenetische Untersuchungen ergänzt werden. In auf eine therapeutische Anwendung zielenden Experimenten wird gefragt, ob die unter optimalen Bedingungen in Zellkulturen gewonnenen Ergebnisse in Tieren zu reproduzieren sind.

Zu den optimalen Bedingungen in Zellkulturen gehören die ungehinderte Substanzeinwirkung auf geeignete infizierte Zellen sowie die Möglichkeit, den Substanzeffekt zu beobachten und zu messen. Tierversuche sollen klären, inwieweit die sich auf in-vitro-Teste gründende Beurteilung einer antiviral wirksamen Substanz unter dem Einfluß des tierischen Stoffwechsels und der Gewebeschranken aufrechterhalten läßt. Nur von auch im Tier antiviral wirksamen Substanzen kann man einen gleichen Effekt im Menschen erhoffen.

Während es eine Fülle von geeigneten Zellkultursystemen für die Substanzprüfung gibt, stehen nur wenig Tiermodelle zur Verfügung, so

daß sich die in-vivo-Prüfungen auf ein relativ schmales Virusspektrum beschränken. So wird z. B.
- Herpes simplex-Virus in Kaninchen oder Mäusen geprüft,
- Vaccinia-Virus in der Maus und im Kaninchen,
- Myxoviren in Mäusen oder Frettchen,
- Paramyxoviren in Hamstern,

und es ist verständlich, daß für viele Substanzen die in-vitro-, aber für nur relativ wenige auch eine in-vivo-Wirksamkeit bewiesen wurde.

1. Einwirkung antiviraler Substanzen im Virus-Vermehrungszyklus

Eine antivirale Substanzeinwirkung ist in allen Phasen der Virusvermehrung möglich.

- Virusadsorption

    Das Nukleinsäureanalog **2-Thiouracil** reagiert mit Capsidproteinen des Poliomyelitis-Virus und verhindert dadurch die Virusbindung an die Wirtszelle.

    2-Desoxy-D-Glucose wird in Glykoproteine der Hülle des Herpes simplex-Virus eingebaut. Dieser Einbau ist mit dem Verlust der Infektiosität verbunden und beruht wahrscheinlich auf einer Veränderung der rezeptorbindenden Eigenschaften.

- Penetration und Uncoating

    Diese zwei ineinandergreifenden Phasen lassen sich bei Myxoviren durch **1-Aminoadamantan** und beim ECHO 12-Virus durch **2-Thio-4-oxothiazolidin** (Rhodanin) beeinflussen.

- Synthesephase

    In die Synthesephase eingreifende Substanzen, die zum größten Teil Antimetabolite sind, können oft außer der antiviralen Wirksamkeit noch ernste Nebenwirkungen toxischer, mutagener oder teratogener Art zeigen.

    Ihre Wirkorte sind bevorzugt virale Nukleinsäuren, Virusproteine oder Enzyme, die entweder Virusbestandteil sind oder als zelluläre Komponenten für die Virussynthese verwendet werden. So sind die DNA-Viren mit großem Genom wie Vaccinia und Herpes simplex über ihre eigenen Polymerasen zu beeinflussen, die mit kleinem Genom hingegen über zelluläre Polymerasen, Ligasen und Nukleasen, die sie für ihre Replikation beanspruchen.

    Das Nukleosid **5-Jod-2′-desoxyuridin** wird anstelle von Thymidin in die DNA verschiedener Viren wie Herpes simplex, Herpes zoster und Vaccinia eingebaut.

Das Nukleosid **9-β-D-arabinofuranosyl-Adenin** (Vidaribine, Ara-A) wird in der Zelle in einen Triphosphatester umgewandelt und hemmt die DNA-Polymerase oder wird in die DNA eingebaut.

Aus **1-β-D-Ribofuranosyl-1,2,4-triazol-3-carboxamid** (Virazole, Ribavirine) wird durch Desoxyadenosinkinase ein 5′-Phosphatderivat, das die Biosynthese des Guanosin-5′-phosphats hemmt.

3′-Desoxyadenosin (Cordycepin) wird in der Zelle zum 5′-Mono-, Di- oder Triphosphat und hemmt besonders die RNA-Synthese über eine Wirkung auf die RNA-Polymerase, z.B. bei der Synthese des Newcastle Disease Virus.

Verschiedene **Rifampicine**, halbsynthetische Derivate des Antibiotikums Rifamycin, wirken über RNA-Transkriptase und reverse Transkriptase hemmend auf die Virussynthese.

2-(α-Hydroxybenzyl)-benzimidazol hemmt die Synthese virusspezifischer RNA-Polymerasen von Enteroviren.

Phosphonoessigsäure hemmt die herpesspezifische DNA-Polymerase.

Das Aminosäure-analoge **p-Fluorphenylalanin** wird anstelle von Fluorphenylalanin in Proteine eingebaut mit der Folge synthetisierter defekter Capsidproteine z.B. beim Herpes simplex-, Poliomyelitis- und Influenza-Virus.

- Assembling und Reifung

  N-Methylisatin-β-thiosemicarbazon hemmt die Reifung der Pokkenviren,

  D-Glucosamin und **2-Desoxy-D-glucose** die umhüllter Viren wie z.B. des Influenza-Virus durch Veränderung der Hüllproteine.

- Freisetzung

  N_1-Isonikotinoyl-N_2-3-methyl-4-chlorbenzoylhydrazin hemmt die Freisetzung des Pocken-Virus.

2. Antivirale Chemotherapeutika für die Anwendung am Menschen

Aus der Fülle von weit über tausend als antiviral wirksam beschriebenen Substanzen sind nur wenige so ausreichend untersucht worden, daß ihre praktische Anwendung als antivirales Chemotherapeutikum vertretbar ist.

5-Jod-2'-desoxyuridin (Idoxuridin)

Die Substanz wird systemisch als Lösung und topisch als Lösung oder Salbe bei
- Herpes simplex,
- Keratitis,
- Keratitis vaccinalis,
- Herpes genitalis,
- Herpes zoster und
- Herpes simplex-Enzephalitis

angewendet. Mögliche toxische Nebenwirkungen sowie mutagene und teratogene Substanzeigenschaften schränken die therapeutische Anwendbarkeit stark ein.

N-Methylisatin-β-thiosemicarbazon (Marboran)

Marboran ist gegen Pocken- und Vaccinia-Virus wirksam. Übelkeit und Erbrechen können als Nebenwirkungen auftreten.

1-Adamantan-hydrochlorid (Symmetrel)

Symmetrel wird prophylaktisch und therapeutisch gegen Influenza-Virus A angewendet. Mit der Substanzanwendung können zentralnervöse Symptome verbunden sein. Aus Tierversuchen ergibt sich der Verdacht der Mutagenität und Teratogenität auch für den Menschen.

Von gleicher Wirksamkeit ist sein Derivat α-Methyl-1-adamantanmethylamin · HCl (Rimantadine · HCl).

Herpetische Hauterkrankungen werden mit einem weiteren Aminoadamantan-Derivat, dem N-2-Dimethylaminoäthoxy-acetyl-aminoadamantan (Tromantadin · HCl) behandelt.

1-β-D-Ribofuranosyl-1,2,4-triazol-3-carboxamid (Ribavirin, Virazole)

Die antivirale Wirksamkeit der Substanz erstreckt sich auf DNA- und RNA-Viren. Zu den empfindlichen DNA-Viren gehören z. B. das Herpes zoster- und das Hepatitis A-Virus, zu den RNA-Viren das Influenza-Virus B.

Wird die empfohlene Dosis eingehalten, so ist nicht mit Nebenwirkungen zu rechnen. Als Nukleosid ist es aber ein potentielles Mutagen und Teratogen.

9-β-D-Arabinofuranosyl-adenosin (Vidarabine, Adeninarabinosid, Ara-A, Vira-A)

Die in vitro-Hemmwirkung umfaßt verschiedene DNA- und onkogene RNA-Viren, doch die therapeutische Wirksamkeit ist bisher lediglich gegen Herpes zoster/Varizella bewiesen. Seiner breiten praktischen Anwendung stehen die geringe Löslichkeit, der schnelle Abbau durch das körpereigene Enzym Adeninaminase sowie mutagene und teratogene Eigenschaften im Wege.

Phosphonoessigsäure

Die Substanz ist besonders gegen Herpesviren wirksam. Nebenwirkungen sind bisher nicht bekannt, mutagene oder teratogene Effekte sind mit großer Sicherheit auszuschließen. Der fehlende Patentschutz behindert das Interesse an klinischen Erprobungen.

III. Antiviraler Schutz durch Interferone

Interferone sind ein Teil der unspezifischen Infektabwehr und besonders gegen Viren gerichtet. Durch schnelles Verstärken oder Aktivieren von Resistenzfaktoren schließen sie eine mögliche Abwehrschwäche oder Abwehrlücke des Organismus, bis einige Tage nach der Infektion auch das immunologische Abwehrsystem voll wirksam ist.

Der Interferon-bedingte antivirale Schutz, der prophylaktisch und therapeutisch möglich und sowohl durch Ergebnisse am Tier als auch in Humanversuchen erwiesen wurde, läßt sich auf zwei Wegen erreichen:
- Durch die Zufuhr von exogenem Interferon,
- durch endogene Interferoninduktion.

1. Exogenes Interferon

Interferon kann in großen Mengen in Zellkulturen, z. B. in humanen Leukozyten und diploiden Zellen, hergestellt werden. Wenn es auch die bis vor kurzem noch angenommene strenge Zellspezifität der Interferonwirkung nicht gibt, sollte sie doch aus mindestens zwei Gründen die Grundlage für die Anwendung exogenen Interferons sein.

- Trotz fehlender ausschließlicher Zellspezifität wirkt Interferon am stärksten, wenn es in homologen Zellen synthetisiert wurde, d. h. für die Anwendung am Menschen sollten für die Produktion menschliche Zellen verwendet werden.
- Bis jetzt gibt es noch kein Zellsystem, in dem Interferon in so hohen Konzentrationen anfällt, daß man auf die Serumzugabe zum Produktionsmedium und auf Anreicherungsverfahren verzichten könnte. Die mit der notwendigen Interferonkonzentration verbundenen Probleme der Eiweißempfindlichkeit werden noch größer, wenn in heterologen Zellen mit heterologem Protein gearbeitet wird.

Mit den Stichworten Eiweißüberempfindlichkeit, Reinigung und Konzentration des Interferons sind erst drei Schwierigkeiten aufgezeigt, die mit dem Einsatz exogenen Interferons verbunden sind.

Die Probleme werden noch größer und erfassen auch Kostenfragen, wenn man bedenkt,

- daß der Interferongehalt pro ml des ungereinigten Züchtungsmediums bei maximal 3000 Einheiten liegt, als minimale oder 1 humanwirksame Dosis, die im Affen die Virämie des Gelbfieber-Virus verhindern kann, aber 3 Millionen Einheiten angesehen werden,
- daß in allen Interferonpräparaten der Interferon- und Eiweißgehalt bestimmt und die Keimfreiheit sowie das Freisein von zelltransformierenden Agentien nachgewiesen werden muß,
- daß Interferon vom Menschen nach kurzer Zeit abgebaut oder ausgeschieden wird. So liegt die Halbwertzeit bei i. v.-Anwendung zu Beginn unter einer Stunde und verlängert sich danach nur geringfügig,
- daß Interferon bei gleichen i. v.-Dosen nach 6 h nicht mehr, bei i. m.- und s. c.-Anwendung nach 24 h noch nachweisbar ist, so daß die i. v.-Applikation zur Dauerinfusion zwingt,
- daß in Abhängigkeit vom Kultursystem Humaninterferone nicht nur mit unterschiedlichen antigenen, sondern auch mit anderen heterogenen Eigenschaften gebildet werden. So gibt es die „fibroblastischen" und die „Leukozyten-Interferone", deren spezifische Antikörper sich verschieden verhalten.

2. Endogene Interferoninduktion

Die endogene Induktion des Interferons läßt sich durch Anwendung abgeschwächter (attenuierter) Impfstoffe oder chemischer Substanzen erreichen.

Der Impfstoffeinsatz kann wirkungsvoll bei drohenden Epidemien oder Pandemien sein, er setzt ein gut organisiertes Gesundheitswesen und die Durchimpfung eines großen Bevölkerungsteiles in einer kurzen Zeit voraus, da die Interferonwirkung nach etwa einer Woche erschöpft ist.

Eine individuelle virusinduzierte Interferonsynthese läßt sich aber durch die Anwendung eines bis zur Avirulenz attenuierten Avipox-Virus als „**Prämunitäts-Inducer**" erreichen.

Für die chemische Interferoninduktion wurden synthetische Polynukleotide und Polymere sowie das niedermolekulare aromatische Amin Tilorone entwickelt. Obwohl es wirksame „Inducer" wie das Poly-Inosin-Cytosin [poly (rI : rC)], Pyran (ein Copolymer aus Maleinsäureanhydrid und Divinyläther), Polyacrylsäure und Tilorone gibt, ist ihre praktische Anwendung eingeschränkt. Der Grund dafür liegt einmal darin, daß wirksame Inducer oft auch toxisch wirken und zum anderen nach der Induktion im induzierten Organismus ein Zustand entstehen kann, den man Toleranz oder **Hyporeaktivität** nennt und der 1–3 Wochen andauern kann. In einer solcher Toleranzphase ergibt eine erneute Induktion keine höheren Interferongehalte, sondern das System reagiert gar nicht oder nur schwach, am Ende kann sogar aus der Hypo- eine Hyperreaktivität werden. Toleranz kann zwischen gleichen und ungleichen Inducern bestehen, sie kann in einer Richtung verlaufen, aber auch als Kreuztoleranz auftreten. So bewirkt Endotoxin im Kaninchen Toleranz gegen Virus, doch Virus keine Toleranz gegen Endotoxin. Dagegen gibt es eine Kreuztoleranz zwischen Endotoxin und poly (rI : rC). Bei genauer Kenntnis der Inducerbeziehungen kann Toleranz gebrochen werden.

Dies gelingt in Abhängigkeit von den Inducern durch die Wahl geeigneter Induktionsintervalle oder durch **Priming** — d.h. Interferongabe vor der ersten Induktion. Alle diese Wechselbeziehungen sind experimentell überbrückbar, sie werfen aber in der praktischen Anwendung ernste Probleme auf für den Fall, daß in die Toleranzphase eine natürliche Infektion mit einem gefährlichen Erreger fällt.

Insgesamt erscheinen die Probleme bei endogener Interferoninduktion leichter überwindbar als bei der Anwendung exogenen Interferons.

Polyacrylsäure

Poly (rI : rC)

149

Pyran   Tilorone

IV. Antivirale Immuntherapie und -prophylaxe

Die gegen Virusinfektionen gerichtete körpereigene Abwehr der Vertebraten läßt sich durch Immunisierung verstärken oder errichten. Der durch sie erzielbare Schutz kann passiver oder aktiver Art sein. Bei der passiven Immunisierung werden Antikörperpräparate verabreicht, bei der aktiven die Antigene als Impfstoffe. Wird die passive mit der aktiven Immunisierung kombiniert, so nennt man das eine Simultanimpfung.

1. Passive Immunisierung

Die passive Immunisierung vermittelt einen Antikörperschutz, der innerhalb von fünf Tagen einsetzt und etwa drei bis vier Wochen anhält, was der Halbwertzeit des Ig G entspricht. Angewendet werden Immunseren vom Tier oder Immunglobulin-Präparate vom Menschen.

Tierische Immunseren werden durch die aktive Immunisierung bestimmter Tiere gewonnen, bevorzugt werden das Pferd, das Rind und das Schaf.

Immunglobulin-Präparate werden als normale oder als spezielle Immunglobuline verkauft. Normale stammen aus Mischseren von mindestens 1000 Spendern, spezielle von ausgesuchten Personen. Die 16 % Eiweiß der normalen Immunglobulin-Präparate, die intramuskulär verabreicht werden, bestehen zu etwa 90 % aus Ig G. Durch die Prüfung der Präparate ist gesichert, daß ihr Antikörpergehalt mindestens gegen eine Virusart und ein Bakterientoxin nicht unter dem Zehnfachen des Ausgangsmaterials liegt. Sie enthalten darüber hinaus Antikörper gegen all die Virusarten, die endemisch unter den Spendern verbreitet sind. Da aber Humanseren weltweit gehandelt werden, läßt sich ohne Einzelangaben nicht erkennen, wie groß und stark das antivirale Wirkungsspektrum eines normalen Immunglobulinpräparats ist.

Vorzuziehen sind deshalb spezielle Human-Globulinpräparate. Sie werden aus bestimmten Rekonvaleszentenseren hergestellt, oder Seren werden von aktiv Immunisierten gewonnen. Die im Präparat enthaltenen Antikörper — vorwiegend vom Typ IgG — sind spezifisch gegen den bezeichneten Erreger gerichtet. Auch sie werden bevorzugt intramuskulär angewendet. Ihr hoher Antikörpergehalt sichert eine längere Halbwertzeit, als sie für normales Immunglobulin angenommen wird.

Um die Gefahr allergischer Reaktionen, die durch heterologe Proteine verursacht werden können, zu umgehen, wendet man bevorzugt homologe Immunseren bzw. Gammaglobuline an.

Ein therapeutischer Erfolg ist durch die passive Immunisierung nur dann zu erwarten, wenn sie rechtzeitig, d.h. vor der Virusausbreitung im Körper beginnt.

Für eine prophylaktische Anwendung gibt es verschiedene Gründe:
- Schutz gegen Infektionen bei fehlendem Impfstoff oder nicht mehr möglicher Impfung, z. B. bei Auslandsreisen;

Tabelle D3. Verfügbare antivirale Mittel zur spezifischen passiven Immunisierung

Virus	Homologe Human-Immunglobuline	Heterologe Immunseren
Masern	+	
Mumps	+	
Röteln	+	
Vaccinia	+	
Tollwut	+	+
Frühsommer-Meningo-Encephalitis	+	

- Milderung von möglichen Impfkomplikationen, z. B. bei der Vaccinia-Impfung;
- bei besonderer Infektionsgefährdung einer nicht aktiv immunisierten Schwangeren, z. B. bei Röteln und Zytomegalie im 1. Trimenon;
- Schutz erkrankter Neugeborener, z. b. gegen Windpocken;
- zur Vermeidung infektionsbedingter Komplikationen nichtgeimpfter Kinder, z. B. bei Mumps und Masern.

2. Aktive Immunisierung

Die aktive Immunisierung oder Schutzimpfung ist im Prinzip eine vorbeugende Maßnahme. Ein Gesunder wird mit einem bestimmten Erreger geimpft, damit sein Immunsystem eine Immunität ausbilden kann, die bei einer nachfolgenden natürlichen Infektion schützend wirksam wird.

Abweichend von dieser Regel einer prophylaktischen Anwendung kann es aber auch ratsam sein, von der sogenannten **Inkubationsimpfung** Gebrauch zu machen. Darunter ist das Impfen innerhalb der Inkubationszeit einer Infektion zu verstehen. Sie ist sinnvoll nur in den Fällen, in denen die Impfstoffe mit der Bildung spezifischer Antikörper so schnell wirken, daß die pathogenen Folgen der Infektion mindestens gemildert, wenn nicht sogar verhindert werden können. Das ist mit großer Sicherheit bei einer Tollwut-Infektion möglich, zu erwarten ist eine Schutzwirkung durch die Inkubationsimpfung aber auch bei bestimmten Pocken- und Masern-Infektionen.

Die Herstellung wirksamer und sicherer Impfstoffe wird durch Produktions- und Kontrollvorschriften geregelt. „Wirksam" bedeutet, der Impfstoff verläßt die Herstellungsstätte so, daß bei weiterer sachgemäßer gekühlter Lagerung und richtiger Anwendung mit über 90 %iger Wahrscheinlichkeit eine ausreichende Immunabwehr zu erwarten ist.

„Sicher" ist ein Impfstoff, wenn die mit seiner Anwendung verbundenen Nebenreaktionen harmlos sind. Darüber hinausgehende mögliche ernste und mit statistischen Methoden berechenbare Reaktionen eines Geimpften fallen unter den Begriff des **Impfrisikos**, für das der Staat in bestimmten Fällen haftet und das für die verschiedenen Impfstoffe unterschiedlich groß oder besser klein ist. So kann es nach neuesten statistischen Berechnungen bei etwa 30 Mill. Impfungen mit attenuiertem Polio-Impfstoff zu einer impfbedingten Poliomyelitis kommen.

Wie erfolgreich Virusinfektionen durch Impfstoffe beeinflußt werden können, läßt sich sehr eindrucksvoll durch die Zahlen der

Poliomyelitis belegen. Abb. D 2 zeigt die Verhältnisse in den USA zwischen 1951 und 1975. In den fünf Jahren vor der Einführung des inaktivierten Impfstoffes im Jahre 1955 gab es jährlich im Durchschnitt 21 000 Fälle von paralytischer Poliomyelitis. Diese Zahl wurde inzwischen auf unter 10 gesenkt, was besonders der hohen Wirksamkeit attenuierter Poliomyelitisimpfstoffe zu verdanken ist.

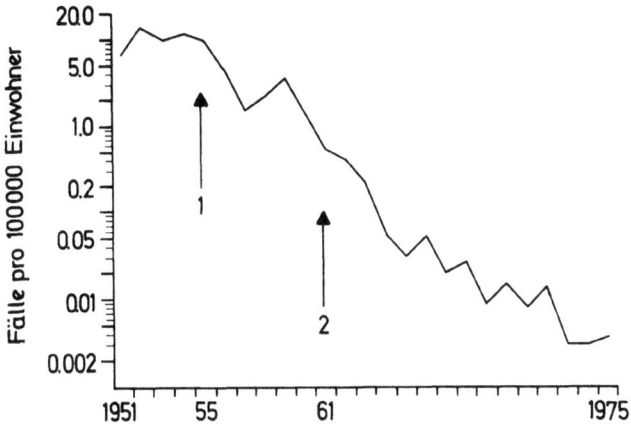

Abb. D 2. Abnahme der paralytischen Poliomyelitis in den USA durch die Anwendung inaktivierter und attenuierter Impfstoffe. *1*: Einführung inaktivierter Impfstoffe, *2*: Einführung attenuierter Impfstoffe

Nach den Herstellungsverfahren unterscheidet man zwischen Impfstoffen aus (a) inaktivierten oder aus (b) vermehrungsfähigen Viren.

a) Inaktivierte Impfstoffe

Inaktivierte Impfstoffe erhalten Erreger, denen die Vermehrungsfähigkeit durch die Anwendung bestimmter Inaktivierungsverfahren genommen wurde. Sie werden deshalb häufig auch Totimpfstoffe genannt.

Zur Inaktivierung können die gleichen Mittel wie bei der Desinfektion, wenn auch unter anderen Bedingungen, wie z. B. in geringerer Konzentration und bei einer bestimmten Temperatur, eingesetzt werden. Praktisch wird mit Formaldehyd, salpetriger Säure, β-Propiolacton, Hitze und UV-Strahlen gearbeitet, bevorzugt wird Formaldehyd etwa in der Verdünnung 1:4000. Seine Wirksamkeit ist in erster Linie gegen die Nukleinsäure gerichtet, er verändert aber auch die vor allem in der Virushülle liegenden Proteine, wodurch sich leicht Antigenitätsverluste ergeben. Für die einzelnen Impfstoffe werden die inaktivierten ganzen Viruspartikeln (**Ganzvirus-Impfstoff**) oder aber nur abgespaltene Virusteile (**Spaltimpfstoff, Subunit-Impfstoff**) verwendet in der Absicht, durch die Abspaltung toxischer Viruskomponenten die Verträglichkeit der Impfstoffe zu verbessern.

Inaktivierte Impfstoffe werden parenteral verabreicht, sie bewirken vor allem die Bildung humoraler Antikörper vom Ig G-Typ, sie vernachlässigen jedoch die Ausbildung der zellulären Immunabwehr. Zur Erhaltung einer körpereigenen Immunbarriere müssen sie auch nach dem Aufbau der Grundimmunität wiederholt verimpft werden.

Die immunogene Wirkung des Antigens kann durch **Adjuvantien** verbessert werden. Durch sie wird die Antikörperbildung gesteigert und damit die Schutzwirkung verlängert.

Parenteral verabreichte inaktivierte Impfstoffe können aber auch noch allergische Probleme aufwerfen. So kann es zu allergischen Reaktionen durch Proteine kommen, die aus dem Medium der Viruszüchtung stammen. Das ist Hühnereiweiß bei der Züchtung im Brutei, und das sind verschiedene tierische Proteine, hier insbesondere aus dem Rinderserum, das in der Zellzucht verwendet wird. Durch entsprechende Reinigungsverfahren läßt sich dieses Problem lösen.

b) Impfstoffe aus vermehrungsfähigen Viren

Impfstoffe aus vermehrungsfähigen Viren werden oft Lebendimpfstoffe genannt. Den in ihnen enthaltenen Viren wurden durch Mutationen und Selektionen die pathogenen Eigenschaften abgeschwächt (attenuiert), so daß bei sachgemäßer Anwendung mit ernsten Nebenwirkungen weder für den Geimpften noch für dessen Umgebung zu rechnen ist mit der Einschränkung, daß es sich nicht um schwangere Frauen handelt. Die **attenuierten Impfstoffe** ahmen die natürliche Infektion weitgehend nach, ohne aber den Organismus zu schädigen. Sie induzieren nicht nur die Ig M-, Ig G- und Ig A-Antikörperbildung, sondern aktivieren auch die zelluläre Immunabwehr. Dadurch ist der von ihnen vermittelte Schutz gegen natürliche Infektionen umfangreicher als der durch inaktivierte Impfstoffe.

Die gleichbleibende Harmlosigkeit der Impfstoffviren wird über bestimmte Laboratoriumsmerkmale — man nennt sie Marker — sowohl bei der Produktion als auch bei der staatlichen Kontrolle geprüft.

c) Allgemeines zur Anwendung der Impfstoffe

Inaktivierte und attenuierte Impfstoffe stehen als Alternativen für eine sinnvolle anivirale Prophylaxe zur Verfügung, wobei die attenuierten bevorzugt werden. Daß beide Impfstoffarten mit großer Sicherheit unschädlich sind, dafür sorgen entsprechende Prüfungen beim Hersteller und in Staatlichen Prüfungsinstituten.

Daß nur wirksame Impfstoffe — wirksam im Sinne des zur Zeit Bestmöglichen — die Produktionsstätten verlassen, garantieren zwar Herstellungsvorschriften sowie Produktions- und Kontrollprüfungen, doch hängt der Impferfolg noch von anderen Faktoren ab. Gesichert ist, daß die im Impfstoff enthaltenen Virusstämme geeignet sind, d. h. daß die durch sie induzierte Immunabwehr einen Schutz bei einer entsprechenden Wildstamm-Infektion erwarten läßt.

Weniger gesichert könnte diese Schutzimpfung bei Influenza-Impfstoffen sein, wenn sich der antigene Charakter wilder Influenza A-Stämme plötzlich ändert, ohne daß vor einem Ausbruch neue Impfstoffe unter Berücksichtigung dieses Antigenwandels produziert werden können.

Dieser plötzliche Antigenwandel (**Antigen-shift**) ist aber ein relativ seltenes Ereignis, während die geringfügigen Änderungen der für die Impfstoffqualität entscheidenden Oberflächenantigene Hämagglutinin und Neuraminidase (**Antigen-drift**) durch WHO-Empfehlungen für die Impfstoff-Zusammensetzung sehr schnell berücksichtigt werden können.

Zu den Faktoren, die den Impferfolg beeinflussen, gehört z. B. die Beachtung der rechten Impfzeit — so sollten z. B. Influenza-Schutzimpfungen im Herbst durchgeführt werden — und der Impfintervalle bei notwendigen Wiederholungsimpfungen. Sie sind kurzzeitig als sogenannte **Boosterimpfungen** für diejenigen erforderlich, die sich zum ersten Mal mit einem inaktivierten Antigen auseinandersetzen und für andere in längeren Intervallen als **Auffrisch-Impfungen**.

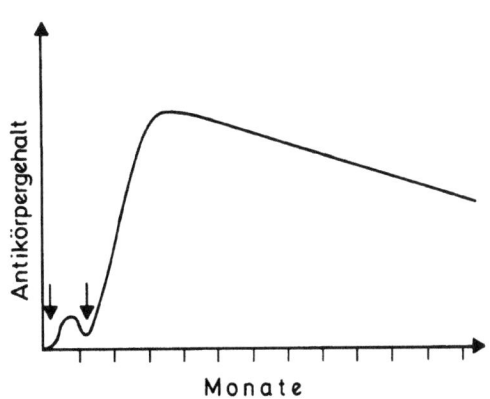

Abb. D3. Der Booster-Effekt

Eine Erstimpfung mit inaktivierten Impfstoffen setzt die Antikörperbildung lediglich in Gang, sie erreicht nach wenigen Tagen einen Höhepunkt und fällt anschließend rasch ab. Die Boosterimpfung bewirkt einen erneuten und starken Antikörperanstieg mit einem nachfolgenden langsamen Abfall. Auffrischungsimpfungen haben diesen gleichen Boostereffekt.

d) Spezielle Virusimpfstoffe

Durch sich stetig ändernde epidemiologische Situationen und die Daueraufgabe, vorhandene Impfstoffe zu verbessern und neue zu entwickeln ist bedingt, daß es keine starren Regeln für die praktische Durchführung der Impfungen geben kann, mit der Ausnahme, wonach eine notwendige Tollwut-Schutzimpfung sofort vorzunehmen ist.

Richtlinien werden erarbeitet, ständig überprüft und als Empfehlungen weitergegeben. Die fruchtbare internationale Zusammenarbeit auf dem Impfstoffgebiet gewährleistet eine grundsätzliche Übereinstimmung der Empfehlungen mit dem neuesten Stand des Wissens.

Nachdem die Pockenerstimpfung aus der Liste der Pflichtimpfungen gestrichen worden ist, gibt es außer der Pflicht zur Pocken-Wiederimpfung für Kinder, die an einer Erstimpfung erfolgreich teilgenommen haben, nur öffentlich empfohlene und freiwillige Impfungen, auch wenn sie z. B. im Zusammenhang mit geplanten Auslandsreisen weniger freiwillig als vielmehr zweckmäßig sind.

Tabelle D4. Empfohlene Impfungen mit Virusimpfstoffen für Kinder und Jugendliche

Virus	Alter	Impfung
Poliomyelitis	ab 3. Lebensmonat	2 × trivalente Schluckimpfung im Abstand von mindestens 6–8 Wochen oder Teilnahme an der öffentlichen Schluckimpfung im folgenden Winter
	ab 2. Jahr	3. Schluckimpfung, trivalent
	10 Jahre	Auffrischimpfung
Masern	ab 2. Jahr	Attenuierter Impfstoff, eventuell kombiniert mit Mumps
Mumps	ab 2. Jahr	Attenuierter Impfstoff, eventuell kombiniert mit Masern
Röteln	11.–14. Jahr	Geimpft werden Mädchen vor der Geschlechtsreife mit attenuiertem Impfstoff
Pocken	12. Jahr	Gesetzliche Wiederimpfung nach erfolgreicher Erstimpfung

Die Tabelle D 4 zeigt den von der Ständigen Impfkommission des Bundesgesundheitsamtes empfohlenen Impfplan gegen Wildvirus-Infektionen für Kinder und Jugendliche. Dabei bedeutet trivalent, daß der Impfstoff drei Impfstämme enthält, die sich in ihren antigenen Eigenschaften unterscheiden.

Die **Polio-Schutzimpfung** richtet sich gegen schwere Infektionsverläufe, die mit Schädigungen des Zentralnervensystems verbunden sind. Jahrelange Erfahrungen mit den attenuierten Impfstoffen haben gezeigt, daß es möglich ist, das Virus aus der Bevölkerung weitgehend zu verdrängen, wenn die Impfbeteiligung der gefährdeten Jugendlichen und Erwachsenen ausreichend groß ist, d.h. bei über 50% liegt. Auffrischimpfungen mit attenuierten Impfstoffen werden nach 8–10 Jahren empfohlen.

Die **Masern-Schutzimpfung** mit attenuiertem Impfstoff soll helfen, die relativ häufig bei Kindern nach natürlicher Infektion auftretenden Komplikationen, insbesondere die Schädigung des Zentralnervensystems zu verhindern. Nach der bisherigen Erfahrung ist der Impfschutz nach einer einmaligen Impfung lang anhaltend, deshalb werden Wiederholungsimpfungen zur Zeit nicht für erforderlich gehalten.

Für die **Mumps-Schutzimpfung** gilt das gleiche wie für die gegen die Masern. Zu den möglichen Folgen einer natürlichen Infektion gehören für Jungen Dauerschäden wie Schwerhörigkeit, Taubheit und Sterilität.

Da mit der **Röteln-Schutzimpfung** die möglichen Virus-Embryopathien verhindert werden sollen, sind zur Impfung lediglich die Mädchen vor ihrer Geschlechtsreife aufgerufen. Etwa zwei Drittel von ihnen haben zu diesem Zeitpunkt natürlich erworbene Antikörper gegen das Röteln-Virus. Wird dieser empfohlene Impftermin nicht wahrgenommen, so sollte zu einem späteren Zeitpunkt nur geimpft werden, wenn durch eine Antikörperbestimmung ein fehlender Schutz erwiesen ist. Dabei ist zu beachten, daß für den Zeitraum von einem Monat vor bis drei Monate nach der Impfung eine Schwangerschaft ausgeschlossen werden muß.

Die **Pocken-Schutzimpfung** wird für jene Jugendlichen empfohlen, die an der Erstimpfung mit Erfolg teilgenommen haben und für solche Personen, die in **pockengefährdete Gebiete** reisen. Das sind in Afrika Kenya und Somalia.

Eine **Gelbfieber-Schutzimpfung** ist bei Reisen in bestimmte Gebiete notwendig. In Afrika ist mit Gelbfieber in Angola, Ghana, Nigeria, Sudan und in Zaire zu rechnen, in Amerika sind es Bolivien, Colombia, Ecuador und Peru.

Weiter zur Verfügung stehende Virusimpfstoffe richten sich gegen die **Influenza** und gegen die Tollwut.

Zu der durch Influenza-Virus-Infektionen gefährdeten Gruppe zählen Personen mit Herz- und chronischen Nierenkrankheiten, chronischen bronchopulmonären Krankheiten wie Asthma, chronischer Bronchitis, Bronchiektasen, Diabetes mellitus und anderen Stoffwechselkrankheiten. Dazu gehören auch alle Personen über 65 Jahre. Zur Verfügung stehen inaktivierte Impfstoffe, die Wiederholungsimpfungen erforderlich machen.

Die **Tollwut-Schutzimpfung** ist bei all denen sofort notwendig, die mit tollwütigen oder tollwutverdächtigen Tieren direkt oder indirekt Berührung hatten. Geimpft wird mit inaktiviertem Impfstoff in einer Serie von Einzelinjektionen.

E. Anhang

I. Städte mit Gelbfieber-Impfstellen

Aachen	Emden	Köln
Baden-Baden	Essen	Mainz
Berlin	Frankfurt a. M.	München
Bonn	Freiburg i. Br.	Münster
Brake	Göttingen	Nürnberg
Bremen	Hagen	Saarbrücken
Bremerhaven	Hamburg	Stuttgart
Dortmund	Hannover	Tübingen
Düsseldorf	Heidelberg	Wilhelmshaven
Duisburg	Kiel	Würzburg
		Wuppertal-Elberfeld

II. Tabelle zur Berechnung der Dichte von CsCl-Lösungen durch Bestimmung des Brechungsindex

(gelbe Na-Linie bei 25° C) [nach J. Phys. Chem. 65, 1138 (1961)]

Brechungsindex	Dichte	Brechungsindex	Dichte	Brechungsindex	Dichte
1.34970	1.160	1.35080	1.172	1.35190	1.184
1.34980	1.161	1.35090	1.173	1.35200	1.185
1.34990	1.162	1.35100	1.174	1.35210	1.186
1.35000	1.163	1.35110	1.175	1.35220	1.187
1.35010	1.164	1.35120	1.176	1.35230	1.188
1.35020	1.165	1.35130	1.177	1.35240	1.189
1.35030	1.166	1.35140	1.178	1.35250	1.190
1.35040	1.168	1.35150	1.180	1.35260	1.191
1.35050	1.169	1.35160	1.181	1.35270	1.193
1.35060	1.170	1.35170	1.182	1.35280	1.194
1.35070	1.171	1.35180	1.183	1.35290	1.195

Brechungs-index	Dichte	Brechungs-index	Dichte	Brechungs-index	Dichte
1.35300	1.196	1.35770	1.247	1.36240	1.298
1.35310	1.197	1.35780	1.248	1.36250	1.299
1.35320	1.198	1.35790	1.249	1.36260	1.300
1.35330	1.199	1.35800	1.250	1.36270	1.301
1.35340	1.200	1.35810	1.251	1.36280	1.302
1.35350	1.201	1.35820	1.252	1.36290	1.303
1.35360	1.202	1.35830	1.253	1.36300	1.304
1.35370	1.203	1.35840	1.254	1.36310	1.306
1.35380	1.205	1.35850	1.256	1.36320	1.307
1.35390	1.206	1.35860	1.257	1.36330	1.308
1.35400	1.207	1.35870	1.258	1.36340	1.309
1.35410	1.208	1.35880	1.259	1.36350	1.310
1.35420	1.209	1.35890	1.260	1.36360	1.311
1.35430	1.210	1.35900	1.261	1.36370	1.312
1.35440	1.211	1.35910	1.262	1.36380	1.313
1.35450	1.212	1.35920	1.263	1.36390	1.314
1.35460	1.213	1.35930	1.264	1.36400	1.315
1.35470	1.214	1.35940	1.265	1.36410	1.316
1.35480	1.215	1.35950	1.266	1.36420	1.317
1.35490	1.216	1.35960	1.267	1.36430	1.319
1.35500	1.218	1.35970	1.269	1.36440	1.320
1.35510	1.219	1.35980	1.270	1.36450	1.321
1.35520	1.220	1.35990	1.271	1.36460	1.322
1.35530	1.221	1.36000	1.272	1.36470	1.323
1.35540	1.222	1.36010	1.273	1.36480	1.324
1.35550	1.223	1.36020	1.274	1.36490	1.325
1.35560	1.224	1.36030	1.275	1.36500	1.326
1.35570	1.225	1.36040	1.276	1.36510	1.327
1.35580	1.226	1.36050	1.277	1.36520	1.328
1.35590	1.227	1.36060	1.278	1.36530	1.329
1.35600	1.228	1.36070	1.279	1.36540	1.330
1.35610	1.229	1.36080	1.281	1.36550	1.332
1.35620	1.230	1.36090	1.282	1.36560	1.333
1.35630	1.232	1.36100	1.283	1.36570	1.334
1.35640	1.233	1.36110	1.284	1.36580	1.335
1.35650	1.234	1.36120	1.285	1.36590	1.336
1.35660	1.235	1.36130	1.286	1.36600	1.337
1.35670	1.236	1.36140	1.287	1.36610	1.338
1.35680	1.237	1.36150	1.288	1.36620	1.339
1.35690	1.238	1.36160	1.289	1.36630	1.340
1.35700	1.239	1.36170	1.290	1.36640	1.341
1.35710	1.240	1.36180	1.291	1.36650	1.342
1.35720	1.241	1.36190	1.292	1.36660	1.344
1.35730	1.243	1.36200	1.294	1.36670	1.345
1.35740	1.244	1.36210	1.295	1.36680	1.346
1.35750	1.245	1.36220	1.296	1.36690	1.347
1.35760	1.246	1.36230	1.297	1.36700	1.348

Brechungs-index	Dichte	Brechungs-index	Dichte	Brechungs-index	Dichte
1.36710	1.349	1.37180	1.400	1.37650	1.451
1.36720	1.350	1.37190	1.401	1.37660	1.452
1.36730	1.351	1.37200	1.402	1.37670	1.453
1.36740	1.352	1.37210	1.403	1.37680	1.454
1.36750	1.353	1.37220	1.404	1.37690	1.455
1.36760	1.354	1.37230	1.405	1.37700	1.456
1.36770	1.355	1.37240	1.407	1.37710	1.458
1.36780	1.357	1.37250	1.408	1.37720	1.459
1.36790	1.358	1.37260	1.409	1.37730	1.460
1.36800	1.359	1.37270	1.410	1.37740	1.461
1.36810	1.360	1.37280	1.411	1.37750	1.462
1.36820	1.361	1.37290	1.412	1.37760	1.463
1.36830	1.362	1.37300	1.413	1.37770	1.464
1.36840	1.363	1.37310	1.414	1.37780	1.465
1.36850	1.364	1.37320	1.415	1.37790	1.466
1.36860	1.365	1.37330	1.416	1.37800	1.467
1.36870	1.366	1.37340	1.417	1.37810	1.468
1.36880	1.367	1.37350	1.418	1.37820	1.469
1.36890	1.368	1.37360	1.420	1.37830	1.471
1.36900	1.370	1.37370	1.421	1.37840	1.472
1.36910	1.371	1.37380	1.422	1.37850	1.473
1.36920	1.372	1.37390	1.423	1.37860	1.474
1.36930	1.373	1.37400	1.424	1.37870	1.475
1.36940	1.374	1.37410	1.425	1.37880	1.476
1.36950	1.375	1.37420	1.426	1.37890	1.477
1.36960	1.376	1.37430	1.427	1.37900	1.478
1.36970	1.377	1.37440	1.428	1.37910	1.479
1.36980	1.378	1.37450	1.429	1.37920	1.480
1.36990	1.379	1.37460	1.430	1.37930	1.481
1.37000	1.380	1.37470	1.431	1.37940	1.483
1.37010	1.382	1.37480	1.433	1.37950	1.484
1.37020	1.383	1.37490	1.434	1.37960	1.485
1.37030	1.384	1.37500	1.435	1.37970	1.486
1.37040	1.385	1.37510	1.436	1.37980	1.487
1.37050	1.386	1.37520	1.437	1.37990	1.488
1.37060	1.387	1.37530	1.438	1.38000	1.489
1.37070	1.388	1.37540	1.439	1.38010	1.490
1.37080	1.389	1.37550	1.440	1.38020	1.491
1.37090	1.390	1.37560	1.441	1.38030	1.492
1.37100	1.391	1.37570	1.442	1.38040	1.493
1.37110	1.392	1.37580	1.443	1.38050	1.494
1.37120	1.393	1.37590	1.445	1.38060	1.496
1.37130	1.395	1.37600	1.446	1.38070	1.497
1.37140	1.396	1.37610	1.447	1.38080	1.498
1.37150	1.397	1.37620	1.448	1.38090	1.499
1.37160	1.398	1.37630	1.449	1.38100	1.500
1.37170	1.399	1.37640	1.450	1.38110	1.501

Brechungs-index	Dichte	Brechungs-index	Dichte	Brechungs-index	Dichte
1.38120	1.502	1.38590	1.553	1.39060	1.604
1.38130	1.503	1.38600	1.554	1.39070	1.605
1.38140	1.504	1.38610	1.555	1.39080	1.606
1.38150	1.505	1.38620	1.556	1.39090	1.607
1.38160	1.506	1.38630	1.557	1.39100	1.609
1.38170	1.508	1.38640	1.559	1.39110	1.610
1.38180	1.509	1.38650	1.560	1.39120	1.611
1.38190	1.510	1.38660	1.561	1.39130	1.612
1.38200	1.511	1.38670	1.562	1.39140	1.613
1.38210	1.512	1.38680	1.563	1.39150	1.614
1.38220	1.513	1.38690	1.564	1.39160	1.615
1.38230	1.514	1.38700	1.565	1.39170	1.616
1.38240	1.515	1.38710	1.566	1.39180	1.617
1.38250	1.516	1.38720	1.567	1.39190	1.618
1.38260	1.517	1.38730	1.568	1.39200	1.619
1.38270	1.518	1.38740	1.569	1.39210	1.620
1.38280	1.519	1.38750	1.570	1.39220	1.622
1.38290	1.521	1.38760	1.572	1.39230	1.623
1.38300	1.522	1.38770	1.573	1.39240	1.624
1.38310	1.523	1.38780	1.574	1.39250	1.625
1.38320	1.524	1.38790	1.575	1.39260	1.626
1.38330	1.525	1.38800	1.576	1.39270	1.627
1.38340	1.526	1.38810	1.577	1.39280	1.628
1.38350	1.527	1.38820	1.578	1.39290	1.629
1.38360	1.528	1.38830	1.579	1.39300	1.630
1.38370	1.529	1.38840	1.580	1.39310	1.631
1.38380	1.530	1.38850	1.581	1.39320	1.632
1.38390	1.531	1.38860	1.582	1.39330	1.633
1.38400	1.532	1.38870	1.584	1.39340	1.635
1.38410	1.534	1.38880	1.585	1.39350	1.636
1.38420	1.535	1.38890	1.586	1.39360	1.637
1.38430	1.536	1.38900	1.587	1.39370	1.638
1.38440	1.537	1.38910	1.588	1.39380	1.639
1.38450	1.538	1.38920	1.589	1.39390	1.640
1.38460	1.539	1.38930	1.590	1.39400	1.641
1.38470	1.540	1.38940	1.591	1.39410	1.642
1.38480	1.541	1.38950	1.592	1.39420	1.643
1.38490	1.542	1.38960	1.593	1.39430	1.644
1.38500	1.543	1.38970	1.594	1.39440	1.645
1.38510	1.544	1.38980	1.595	1.39450	1.647
1.38520	1.546	1.38990	1.597	1.39460	1.648
1.38530	1.547	1.39000	1.598	1.39470	1.649
1.38540	1.548	1.39010	1.599	1.39480	1.650
1.38550	1.549	1.39020	1.600	1.39490	1.651
1.38560	1.550	1.39030	1.601	1.39500	1.652
1.38570	1.551	1.39040	1.602	1.39510	1.653
1.38580	1.552	1.39050	1.603	1.39520	1.654

Brechungs-index	Dichte	Brechungs-index	Dichte	Brechungs-index	Dichte
1.39530	1.655	1.39830	1.688	1.40120	1.719
1.39540	1.656	1.39840	1.689	1.40130	1.720
1.39550	1.657	1.39850	1.690	1.40140	1.721
1.39560	1.658	1.39860	1.691	1.40150	1.723
1.39570	1.660	1.39870	1.692	1.40160	1.724
1.39580	1.661	1.39880	1.693	1.40170	1.725
1.39590	1.662	1.39890	1.694	1.40180	1.726
1.39600	1.663	1.39900	1.695	1.40190	1.727
1.39610	1.664	1.39910	1.696	1.40200	1.728
1.39620	1.665	1.39920	1.698	1.40210	1.729
1.39630	1.666	1.39930	1.699	1.40220	1.730
1.39640	1.667	1.39940	1.700	1.40230	1.731
1.39650	1.668	1.39950	1.701	1.40240	1.732
1.39660	1.669	1.39960	1.702	1.40250	1.733
1.39670	1.670	1.39970	1.703	1.40260	1.734
1.39680	1.671	1.39980	1.704	1.40270	1.736
1.39690	1.673	1.39990	1.705	1.40280	1.737
1.39700	1.674	1.40000	1.706	1.40290	1.738
1.39710	1.675	1.40010	1.707	1.40300	1.739
1.39720	1.676	1.40020	1.708	1.40310	1.740
1.39730	1.677	1.40030	1.710	1.40320	1.741
1.39740	1.678	1.40040	1.711	1.40330	1.742
1.39750	1.679	1.40050	1.712	1.40340	1.743
1.39760	1.680	1.40060	1.713	1.40350	1.744
1.39770	1.681	1.40070	1.714	1.40360	1.745
1.39780	1.682	1.40080	1.715	1.40370	1.746
1.39790	1.683	1.40090	1.716	1.40380	1.748
1.39800	1.685	1.40100	1.717	1.40390	1.749
1.39810	1.686	1.40110	1.718	1.40400	1.750
1.39820	1.687				

III. Nomogramm zur Bestimmung des Nukleinsäuregehaltes
[von E. Adams nach Warburg, O., Christian, W.: Biochem. Z. **310**, 384–421 (1942)]

Bestimmt wird die optische Dichte bei 280 und 260 nm (s. Winkler, U., Rügel, W., Wackernagel, W.: Praktikum der Genetik, Band 1. Berlin-Heidelberg-New York: Springer 1972.
    Über die gezogene Gerade durch beide Meßwerte erhält man den Nukleinsäuregehalt.

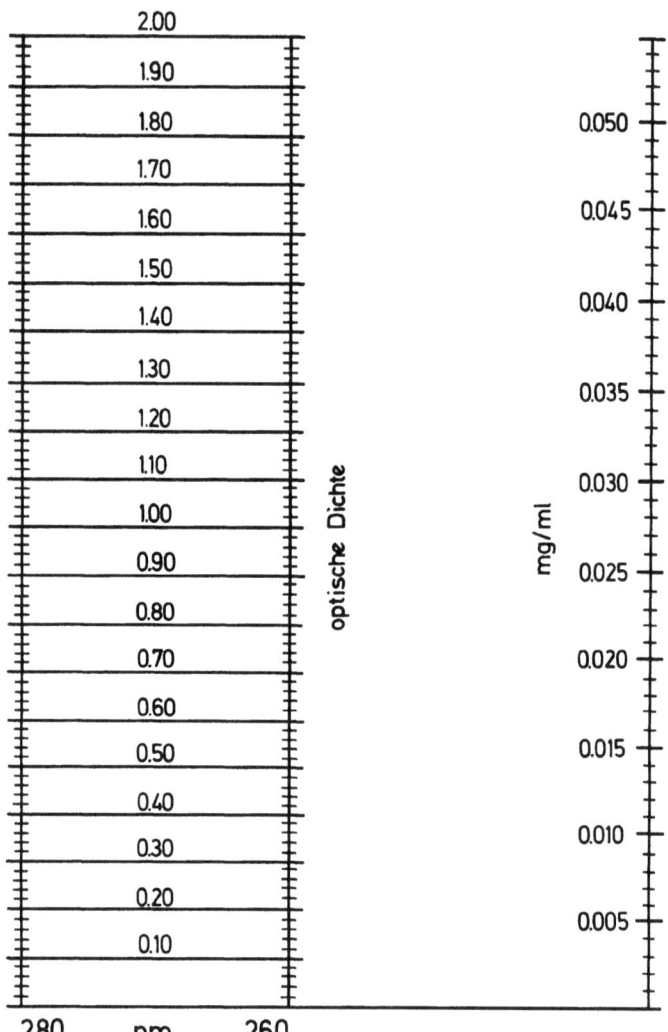

Literatur

I. Allgemeine Lehr- und Methodenbücher

Bonin, O.: Quantitativ-virologische Methodik. Eine Einführung. Stuttgart: Thieme 1973
Davis, B. D., Dulbecco, R., Eisen, H. N., Ginsberg, H. S., Wood, W. B., McCarthy, M.: Microbiology, 2nd ed. Hagerstown: Harper and Row 1973
Gibbs, A., Harrison, B.: Plant Virology — The Principles. London: Arnold 1976
Grist, N. R.: Diagnostic Methods in Clinical Virology. Oxford: Blackwell 1975
Mayr, A., Bachmann, P. A., Bibrack, B., Wittmann, G.: Virologische Arbeitsmethoden. Band I: Zellkulturen — Bebrütete Hühnereier — Versuchstiere. Stuttgart: G. Fischer 1974

II. Zeitschriften und Publikationsreihen

Acta virologica (Czechoslovak Academy of Sciences)
Advances in Virus Research (New York-London: Academic Press)
Archives of Virology (Wien-New York: Springer)
Current Topics in Microbiology and Immunology (Berlin-Heidelberg-New York: Springer)
Intervirology (Basel: Karger)
Journal of Virology (American Society for Microbiology)
The Journal of General Virology (Cambridge)
Monographs in Virology (Basel: Karger)
Progress in Medical Virology (Basel: Karger)
Virology (New York-London: Academic Press)
Virology Monographs (Wien-New York: Springer)

III. Literatur zu einzelnen Abschnitten

Einleitung

Altenburg, E.: The „viroid" theory in relation to plasmagenes, viruses, cancer und plastids. Am. Naturalist **80**, 559–567 (1946)
Bechthold, H.: Kolloidstudien mit der Filtrationsmethode. Z. physik. Chemie **60**, 257 (1907)
Bechthold, H.: Durchlässigkeit von Ultrafiltern. Z. physik. Chemie **64**, 328 (1908)

Bechthold, H.: Subvisibles Virus und Kolloidforschung. Kolloid-Z. **51**, 134 (1930)
Bechthold, H., Schlesinger, M.: Die Größenbestimmung von subvisiblem Virus durch Zentrifugieren. Die Größe des Pockenvakzine- und Hühnerpesterregers. Biochem. Z. **236**, 387 (1931)
Bergold, G. H.: Viruses of Insects. In: Handbuch der Virusforschung. Wien: Springer 1958, Bd. 4, S. 60–142
Doerr, R., Hallauer, C.: Handbuch der Virusforschung. Wien: Springer 1938/39
Löffler und Frosch: Berichte der Kommission zur Erforschung der Maul- und Klauenseuche. Zbl. Bakt. I/Orig. **28**, 371 (1898)
Nocard et Roux: Le microbe de la péripneumonie. Ann. Inst. Pasteur, Par. **12**, 240 (1898)
Rous, P., Jones, F. S.: A method for obtaining suspensions of living cells from the fixed tissues for the plating out of individuel cells. J. exp. Med. **23**, 546 (1916)
Tiegel, E.: Über die fiebererregende Eigenschaft des *Microsporon septicum*. Diss. Bern 1871 und Korresp.bl. Schweiz. Ärzte 275 (1871)

Teil A

Bachmann, P. A., Hoggan, M. D., Melnick, J. L., Pereira, H. G.: Parvoviridae. Intervirology **5**, 83–92 (1975)
Current Topics in Microbiology and Immunology.
Berlin-Heidelberg-New York: Springer
 Blough, H. A., Tiffany, J. M.: Theoretical aspects of structure and assembly of viral envelopes. **70**, 1–30 (1975)
 Drzeniek, R.: Viral and bacterial neuraminidases. **59**, 35–74 (1972)
 Klenk, H.-D.: Viral envelopes and their relationship to cellular membranes. **68**, 29–58 (1974)
 McAuslan, B. R., Armentrout, R. W.: The biochemistry of icosahedral cytoplasmic deoxyviruses. **68**, 77–105 (1974)
 McIntosh, K.: Coronaviruses: A comparative review. **63**, 85–129 (1974)
Dalton, A. J., Melnick, J. L., Bauer, H., Beaudieau, G., Bentvelzen, P., Bolognesi, D., Gallo, R., Graffi, A., Hagueneau, F., Heston, W., Huebner, R., Todaro, G., Heine, U. I.: The case for a family of reverse transcriptase viruses: Retraviridae. Intervirology **4**, 201–206 (1974)
Dowdle, W. R., Davenport, F. M., Fukumi, F. M., Schild, G. C., Tumova, B., Webster, R. G., Zakstelskaja, L. Ya.: Orthomyxoviridae. Intervirology **5**, 245–251 (1975)
Douglas, J.: Bacteriophages. London: Chapman and Hall 1975
Fenner, F.: The classification and nomenclature of viruses. Summary of results of meetings of the International Committee on Taxonomy of Viruses in Madrid, September 1975. Virology **71**, 371–378 (1976)
Fenner, F., Pereira, H. G., Porterfield, J. S., Joklik, W. K., Downie, A. W.: Family and generic names for viruses approved by the International Committee on Taxonomy of Viruses, June 1974. Intervirology **3**, 193–198 (1974)
Fraenkel-Conrat, H.: Comprehensive Virology 1. Descriptive Catalogue of Viruses. New York and London: Plenum Press 1974
Horne, R. W., Wildy, P.: Virus structure revealed by negative staining. Adv. Virus Res. **10**, 101–170 (1963)
Kaper, J. M.: The chemical basis of virus structure, dissocation and reassembly. Frontiers of Biology Vol. 39. Amsterdam-Oxford: North-Holland Publishing Company 1975. New York: American Elsevier 1975
Knight, C. A.: Chemistry of Viruses. 2nd ed. Wien-New York: Springer 1975

McAuslan: B. R.: Virus-associated enzymes. Life Sciences **14**, 2085–2097 (1974)
Philipson, L., Petterson, U., Lindberg, U.: Molecular Biology of Adenoviruses. Virology Monographs 14. Wien-New York: Springer 1975
Primrose, S. B.: Einführung in die Virologie. Weinheim: Verlag Chemie 1976
Starke, G., Hlinak, P.: Grundriß der Allgemeinen Virologie. Stuttgart: Fischer 1972
Ruska, H.: Die Elektronenmikroskopie in der Virusforschung. In: Handbuch der Virusforschung. Wien: Springer 1950, II. Erg.-Bd., S. 221–417
Shephard, R. J., Francki, R. I. B., Hirth, L., Hollings, M., Inouye, T., MacLeod, R., Purcifull, D. E., Sinna, R. C., Tremaine, J. H., Valenta, V., Wetter, C.: New groups of plant viruses approved by the International Comittee on Taxonomy of Viruses, September 1975. Intervirology **6**, 181–184 (1975/76)
Wildy, P.: Classification and Nomenclature of Viruses. Monographs in Virology **5**. Basel-München-Paris-London-New York-Sydney: Karger 1971

Teil B

Ball, E. M., Aapola, A. I. E., Duffus, J. E., Hamilton, R. I., Ragetti, H. W. J., Rochow, W. F., Shephard, J. F.: Serological tests for the identification of plant viruses. The American Phytophalogical Society, Plant Virology Committee, 1974
Barry, R. D.: The replication of influenza virus RNA. J. Antimicrobial Chemother. **1** (Suppl.), 9–17 (1975)
Bubel, H. C., Blackman, K. E.: Cell surface alterations induced by vaccinia and newcastle disease viruses. Proc. Soc. Exp. Biol. Med. **148**, 107–112 (1975)
Chang, A., Metz, D. H.: Further investigations on the mode of entry of vaccinia virus into cells. J. gen. Virol. **32**, 275–282 (1976)
Current Topics in Microbiology and Immunology.
Berlin-Heidelberg-New York: Springer
   Doerfler, W.: Integration of viral DNA into the host genome. **71**, 1–78 (1975)
   Hehlmann, R.: RNA tumor viruses and human cancer. **73**, 141–215 (1976)
   Kingsbury, D. W.: Paramyxovirus replication. **59**, 1–33 (1972)
   Križanovà, O., Rathová, V.: Serum inhibitors of myxoviruses. **47**, 125–151 (1969)
   Maramorosch, K. (ed.): Insect viruses. **42** (1968)
   Martin, M. A., Khoury, G.: Integration of DNA tumor virus genomes. **73**, 35–65 (1976)
   Phillips, B. A.: The morphogenesis of poliovirus. **58**, 157–174 (1972)
   Weiss, E. (ed.): Arthropod cell cultures and their application to the study of viruses. **55**, (1971)
Diener, T. O.: Viroids: The smallest known agents of infectious disease. Annual Rev. Microbiol. **28**, 23–39 (1974)
Diener, T. O.: Towards an understanding of viroid nature and replication. Ann. Microbiol. (Inst. Pasteur) **127A**, 7–17 (1976)
Fritz, M. E., Nahmias, A. J.: Reversed polarity in transmembrane potentials of cells infected with herpesviruses. Proc. Soc. Exp. Biol. Med. **139**, 1159–1161 (1972)
Göing, H.: Vielfältige Funktionen einer zweigeteilten Immunabwehr. Arzneim.-Forsch. (Drug Res.) **24**, 819–829 (1974)
Holowczak, J. A.: Uncoating of poxviruses. I. Detection and characterization of subviral particles in the uncoating process. Virology **50**, 216–232 (1972)
Hoskins, M.: A protective action of neurotropic against viscerotropic yellow fever virus in macacus rhesus. Amer. J. Tropical Med. **15**, 675–680 (1935)
Hoyle, L.: The Influenza Viruses. Virology Monographs Vol. 4. Wien-New York: Springer 1968

Joklik, W. K.: The mechanism of action of interferon. Ann. N. Y. Acad. Sci., **284**, 711–717 (1977)
Kaplan, A. S.: Herpes simplex and speudorabies viruses. Virology Monographs 5. Wien-New York: Springer 1969
Kurstak, E., Morrisset, R.: Viral Immundiagnosis. New York-San Francisco-London: Academic Press 1974
Kurtz-Fritsch, C., Hirth, L.: Uncoating of two spherical plant viruses. Virology **47**, 385–396 (1972)
Magnus, P. v.: Propagation of the PR 8 strain of influenza A virus in chick embryos. II. The formation of „incomplete" virus following inoculation of large doses of seed virus. Acta path. et microbiol. Scand. **28**, 278–293 (1951)
Marcus, P. I., Salb, J. M.: On the translation inhibitory protein (TIP) of interferon action. Virology **30**, 502–516 (1966)
Marcus, P. I., Carver, D. H.: Intrinsic interference: A new type of viral interference. Z. Virol. **1**, 334–343 (1967)
May, G.: Die Kultivierung von Säugetierzellen in Suspensionskultur. Zbl. Bakt. I/Orig. **193**, 306–318 (1964)
McKinney, H. H.: Mosaic disease in the Canary Islands, West Africa and Gibraltar. J. Agr. Res. **39**, 557–578 (1929)
Medrano, L., Green, H.: Picornavirus receptors and picornavirus multiplication in human-mouse hybrid cell lines. Virology **54**, 515–524 (1973)
Morgan, C., Rose, M. H., Holden, M., Jones, E. P.: Electron microscopic observations on the development of herpes simplex virus. J. exp. Med. **110**, 643–656 (1959)
Okada, Y., Ohno, T.: Assembly mechanism of tobacco mosaic virus particle from its ribonucleic acid and protein. Molec. Gen. Genetics **114**, 205–213 (1972)
Philipson, L., Bengtson, S.: Interaction of enteroviruses with receptors from erythrocytes and host cells. Virology **18**, 457–469 (1962)
Philipson, L., Lonberg-Holm, K., Petterson, U.: Virus-receptor interaction in an adenovirus system. J. Virol. **2**, 1064–1075 (1968)
Pontén, J.: Spontaneous and virus induced transformation in cell culture. Virology Monographs 8. Wien-New York: Springer 1971
Sänger, H. L., Klotz, G., Riesner, D., Gross, H. J., Kleinschmidt, A. K.: Viroids ar single-stranded covalently closed circular RNA molecules existing as highly base-paired rod-like structures. Proc. Nat. Acad. Sci. USU **73**, 3852–3856 (1976)
Sarov, I., Joklik, W. J.: Characterization of intermediates in the uncoating of vaccinia virus DNA. Virology **50**, 593–602 (1972)
Schlesinger, R. W.: Interference between animal viruses. In: The viruses, Burnet and Stanley (ed.). New York-London: Academic Press 1959, S. 157–194
Vilček, J.: Interferon. Virology Monographs 6. Wien-New York: Springer 1969
Wetter, C.: Serology in virus-disease diagnosis. Ann. Rev. Phytopath. **3**, 19–42 (1965)

Teil C

Baenkler, H. W.: Immunologisch bedingte Erkrankungen. Fortschr. Med. **94**, 1976; **95**, 1977
Baltimore, D.: Viruses, polymerases, and cancer. Science **192**, 632–636 (1976)
Bauer, H., Bolognesi, D. P., Gelderblom, H., Graf, Th., Kurth, R., Mölling, K.: Hühner-RNS-Tumorviren: Ein Modell für virusbedingte Carcinogenese. Zbl. Bakt. Hyg. I. Abt./Orig. A **220**, 66–78 (1972)
Current Topics in Microbiology and Immunology

Berlin-Heidelberg-New York: Springer
Albrecht, P.: Pathogenesis of neurotropic arbovirus infections. **43**, 44–91 (1968)
Hortha-Barbosa, L., Fucillo, D., Sever, J. L.: Rubella virus. **47**, 69–81 (1969)
Stevens, J. G.: Latent herpes simplex virus in the nervous system. **70**, 31–50 (1975)
Webster, R. G.: On the origin of pandemic influenza viruses. **59**, 75–105 (1972)
Culliton, B. J.: Cancer virus theories: Focus of research debate. Science **177**, 44–47 (1972)
Darai, Ch., Munk, K.: Neoplastic transformation of rat embryo cells with herpes simplex virus. Int. J. Cancer **18**, 469–481 (1976)
Deinhardt, F.: Hepatitis A: Erregeridentifizierung und Antikörpernachweis. Zbl. Bakt. Hyg. I. Abt./Orig. A. **235**, 232–241 (1976)
Dulbecco, R.: From the molecular biology of oncogenic DNA viruses to cancer. Science **192**, 437–440 (1976)
Falke, D.: Virologie. Heidelberger Taschenbücher 178, Berlin-Heidelberg-New York: Springer 1976
Fleckenstein, B.: Tumorentstehung durch Viren. Fortschr. Med. **95**, 275–277 (1977)
Florman, A. L., Gershon, A. A., Blackett, P. R., Nahmias, A. J.: Intrauterine infection with herpes simplex virus. J. Ann. Med. Ass. **225**, 129–132 (1973)
Fucillo, D. A.: Slow virus diseases. Ann. Rev. Microbiol. **28**, 231–264 (1974)
Haas, R., Vivell, O.: Virus- und Rickettsieninfektionen des Menschen. München: Lehmanns 1965
Hakosalo, J., Saxén, B.: Influenza epidemic and congenital defects. The Lancet, 1346–1347 (1971)
Hausen, H. zur: Virologische Aspekte menschlicher Tumorerkrankungen. Fortschr. Med. **91**, 1176–1180 (1973)
Henneberg, G.: Bedeutung von Virusinfektionen für Herzkrankheiten. Münch. Med. Wschr. **114**, 1625–1629 (1972)
Horsfall, F. L., Tamm, I.: Viral and Rickettsial Infections of Man. 4th ed. London: Pitman — Philadelphia: Lippincott 1965
Jawetz, E., Melnick, J. L., Adelberg, E. A.: Medizinische Mikrobiologie. 3. Aufl. Berlin-Heidelberg-New York: Springer 1973
Klein, G.: The Epstein-Barr virus and neoplasia. The New Engl. J. Med. **293**, 1353–1357 (1975)
Klietmann, W.: Viren als Krebserreger. Dtsch. Med. Wschr. **101**, 117–123 (1976)
Krauss, H.: Inapparente Virusinfektionen beim Geflügel und ihre Bedeutung unter Berücksichtigung eines erstmals isolierten Agens. Zbl. Vet. Med. B, **15**, 286–314; 317–352 (1968)
Krech, U.: Röteln- und andere Virusinfektionen in der Schwangerschaft. Der Gynäkologe **5**, 187–195 (1972)
Kunz, Ch., Radda, A.: Klinisch-epidemiologische Bedeutung der Arboviren in Zentraleuropa. Med. Klin. **71**, 2195–2202 (1976)
Lämmer, D., Rogge, Th.: Hautvirosen in der täglichen Praxis. Z. Allgemeinmed. **53**, 305–312 (1977)
Meulen, V. ter: Slow-Virus-Infektionen des Zentralnervensystems. Med. Klin. **67**, 213–221 (1972)
Munk, K.: Onkogene Virus-Wirtszell-Beziehungen. Münch. Med. Wschr. **119**, 323–324 (1977)
Munk, K., Runnebaum, H.: Virusinfektionen nach Organtransplantationen bei immunsuppressiver Therapie. Dtsch. Med. Wschr. **95**, 2252–2254 (1970)
Nature **257**, 2–3 (1975). Editorial: A new way to slay old pests.
Oehme, J.: Die Bedeutung der Cytomegalie für Mutter und Kind. Der Gynäkologe **5**, 196–202 (1972)

Ohlen, J., Richter, J.: Australia-Antigen. Eine Übersicht. 4. Immunpathologie von Lebererkrankungen nach Hepatitis-Virus B-Infektion. Fortschr. Med. **94** 1571–1576 (1976)
Schäfer, W.: Onkogene Viren — Ein Überblick. Zbl. Bakt. Hyg. I. Orig. A **220**, 3–26 (1972)
Schneweis, K. E.: Herpes genitalis und Zervixkarzinom. Dtsch. Med. Wschr. **96**, 1508–1510 (1971)
Schneider, L. G.: Epidemiologie und Diagnostik der Tollwut. Med. Klin. **71**, 609–615 (1976)
Siegert, R.: Mechanismus des Virusfiebers. Dtsch. Med. Wschr. **102**, 204–208 (1977)
Stich, H. F., Yohn, D. S.: Viruses and Chromosomes. In: Progress in Medical Virology **12**, 78–127. Basel-München-New York: Karger 1970
Thomssen, R., Gerlich, W., Stamm, B., Biswas, R., Lorenz, P. R., Majer, M., Weinmann, R., Arnold, W., Hess, G., Wepler, W., Kluge, O.: Vorläufige Ergebnisse einer kooperativen Studie. Zbl. Bakt. Hyg., I. Orig. A **235**, 242–252 (1976)
Whitty, C. W. M., Hughes, J. T., MacCallum, F. O.: Virus Diseases and the Nervours System. Oxford-Edinburgh: Blackwell 1969
WHO Technical Report Series No. 531: The use of viruses for the control of insect pests and disease vectors. WHO Geneva 1973

Teil D

Barlati, S.: Effect of two rifamycin derivatives on the Rous sarcoma virus transformation system. J. gen. Virol. **17**, 221–225 (1972)
Bösel, B., Hartung, K.: Praktikum des Infektions- und Impfschutzes. 2. Aufl. Berlin: Hoffmann 1975
Drees, O.: Virusinaktivierung und Virusdesinfektion. In: Haas, R., Virell, O. (Hrsg.): Virus- und Rickettsieninfektionen des Menschen, S. 240–268. München: Lehmanns 1965
Eggers, H. J., Tamm, I.: Spectrum and characteristics of the virus inhibitory action of 2-(α-hydroxybenzyl)-benzimidazole. J. exper. Med. **113**, 657–682 (1961)
Ehrengut, W.: Mehrfachschutzimpfungen und ihre Komplikationen. Deutsches Ärzteblatt 1009–1012 (1976)
Enders, G.: Masernschutzimpfungen. Zbl. Bakt. Hyg., I. Abt. Orig. A **220**, 273–283 (1972)
Gallo, R. C., Smith, R. G., Whang-Peng, J., Ting, R. C. Y., Yang, St. S., Abrell, J. W.: RNA tumor viruses, DNA polymerases, and oncogenesis: some selective effects of rifampicin derivatives. Medicine **51**, 159–168 (1972)
Göing, H., Günther, O.: Aktive und passive Immunisierung. Mod. Arzneimittel-Ther. **1**, 54–66; 90–95 (1976)
Haas, R.: Impfungen im Reiseverkehr. Münch. Med. Wschr. **118**, 1069–1074 (1976)
Herrmann, Jr., E. C., Stinebring, W. R. (ed.): Second conference on antiviral substances. Ann. N.Y. Acad. Sci. **173** (1970)
Höpken, W., Willers, H., Knocke, K.-W.: Zur Epidemiologie der Influenza. Bundesgesundhbl. **19**, 77–81 (1976)
Kersten, H., Kersten W.: Inhibitors of nucleic acid synthesis. Mol. Biol. Biochem. Biophys. **18**. Berlin-Heidelberg-New York: Springer 1974
Klenk, H.-D., Scholtisseck, Ch., Rott, R.: Inhibition of glycoprotein biosynthesis of influenza virus by D-glucoseamine and 2-deoxy-D-glucose. Virology **49**, 723–743 (1972)

Kohlhage, H.: Interferon und seine klinische Anwendung. Med. Klin. **70**, 1319–1325 (1975)

Lennartz, H.: Zur Differenzierung zwischen Polio-Impfstämmen nach Menschenpassagen und Wildstämmen. Zbl. Bakt. Hyg., I. Orig. **184**, 153–159 (1962)

Mahnel, H., Herlyn, M.: Stabilität von Teschen-, HCC-, ND- und Vacciniavirus gegenüber 5 Desinfektionswirkstoffen. Zbl. Vet. Med. **B 23**, 403–411 (1976)

May, G., Peteri, D.: Synthese und Prüfung von Adamantan-Abkömmlingen als Virustatika. Arzneim.-Forsch. (Drug. Res.) **23**, 718–721 (1973)

Mayr, A., Stickl, H., Westhues, M., Gillesberger, W., Schwarz, D., Bibrack, B.: Therapie von Herpes zoster durch aktive Prämunisierung. Fortschr. Med. **95**, 87–93, 119–122 u. 152–158 (1977)

Nasemann, Th., Nolte, B.: Genitalinfektionen durch Viren, Mykoplasmen und Chlamydien. Therapeutische Umschau **33**, 37–48 (1976)

Prusoff, W. H., Ward, D. C.: Nucleoside analogs with antiviral activity. Biochem. Pharmacol. **25**, 1233–1239 (1976)

Rott, R., Becht, H., Orlich, M.: The significance of influenza virus neuraminidase in immunity. Z. gen. Virol. **22**, 35–41 (1974)

Seitz, D.: Impfschäden nach Pocken- und Poliomyelitis-Impfungen und ihre gutachtliche Beurteilung. Med. Welt **27**, 637–642 (1976)

Spieß, H.: Impfkompendium. 2. Aufl. Stuttgart: Thieme 1976

Vilĉek, J., Havell, E. A., Yamazaki, S.: Antigenic, Physicochemical and Biologic Characterization of Human Interferons. Ann. N. Y. Acad. Sci. **284**, 703–710 (1977)

Vivell, O.: Inkubationsimpfung. Deutsches Ärzteblatt, 955–958 (1976)

Wecker, E.: Direct inhibition of protein synthesis and its effect upon the growth of RNA viruses. Ann. N. Y. Acad. Sci. **130**, 259–266 (1965)

Weise, H. J.: Impfkalender für Kinder und Jugendliche. Deutsches Ärzteblatt 3365–3370 (1976)

Winkelmann, E., Rolly, H.: Neue, gegen Pocken wirksame Thiosemicarbazone. Arzneim.-Forsch. (Drug Res.) **22**, 1704–1713 (1972)

Sachverzeichnis

Abortive Infektion **127,** 135
Achsenkanal 19
Adamantan-Derivate 143, 144
Adeninarabinosid 146
Adeno — assoziierte Viren 37, 71
Adenoviren 16, 21, **35,** 36, 121
Adjuvantien **83,** 154
Adsorption 56
Adsorptionsmethoden 9
Agar-Diffusionsteste 89
Agglutination 86
Aktive Immunisierung 152
Akute Infektion 111
Allgemeine Transduktion 69
Alphaviren 45
Aminosäureanalyse 30
Aminosäuresequenz 30
Animalische Viren 35, **36,** 105
Annelida 104
Antigen 55, 84
Antigen-Antikörper-Komplex 115
Antigen-Drift **108,** 155
Antigenität 55
Antigen-Nachweis 81
Antigen-Shift **108,** 155
Antikörper 84
Antivirale Chemotherapie 140
A-Partikeln 66
Apparente Infektion 110
Ara-A 143, 146
Arenaviren 36, **47**
Arthropoden 45, 104, 105
Assembling 64
Attenuierte Impfstoffe 154
Auffrischimpfung 155
Auftriebsdichte siehe Gleichgewichtszentrifugation 14
Ausknospen 65
Ausschleusung siehe Ausknospen 65
Austern 105
Auto-Interferenz 98

Autosensibilisierung 115
Avery, O. T. 5

Baculoviren 36, **48**
Bakteriophagen 4, 18, **51,** 52
Bakteriostase 140
Bakterizidie 140
Baltimore, D. 6
Basisplatte 18
Beijerinck, Martinus 2
Beta-Propiolacton 153
Bilaterale Symmetrie 23, 24
Biochemie der Viren 24
Blattläuse 104, 105
Blattnerven 116
Blutbahn 116
Bluttransfusion 110, **115**
B-Lymphozyten 84
Bollinger-Körper 114
Boosterimpfung 155, 156
Bornholmer Erkrankung 40
Borrell, A. 3
B-Partikeln 66
Brechungsindex 159
Brutei 4, **76**
Budding 65
Bunyaviren 36, **47**
Buoyant density, siehe Gleichgewichtszentrifugation 14
Burkitt-Lymphom 38, **132**

Caliciviren 41
Capsid 16
Capsidproteine 28
Capsid-Symmetrie 22
Capsomer 13, 16
Capsomerformen 21
Challenge Virus 94
Chase, M. 6
Charakterisierungsmethoden 12
Chemische Desinfektionsmittel 139

Chemotherapeutika 143
Chemotherapie 140
Chlamydozoaceae 5
Chloramin 140
Chloroplasten 64
Chromatografie 10
Chromosomenaberrationen 120, 121
Chronische Infektion 124
Circular Permutation 26
Co-Kultur 81
Contagium vivum fluidum 2
Cordycepin 143
Core 16
Coronaviren 36, **43**
Coviren 27, 71
C-Partikeln 66
Coxsackie-B-Embryopathie 126
Coxsackie-Virus **40**, 122, 124
Cross-protection 94
C-Terminal 30
Cyanophagen 53

Defekte Viren 27, 37, 69, **98**
Densoviren 37
Desinfektion durch chemische Mittel 139
— durch Hitze 137
— durch Strahlen 138
3′-Desoxyadenosin 143
2-Desoxy-D-Glucose 143
D-Glucosamin 143
d' Herelle, F. 4
Diabetes mellitus 40
Dichtebestimmung 159
Dichtegradienten, Elektrophorese 11
—, Zentrifugation 11
Diffusionskonstante 14
Diploide Zellkultur 5, 77
Diploidie 70
Disc-Elektrophorese 11
Disseminierte Infektion 113, 114, 116
DNA 53, 54
—, Ringbildung 68
—, Tumorviren 128
Doppeldiffusion 90, 91
Drehsymmetrie 23
Duoviren 46

ECHO-Virus 41
,,Echte Viren" 5
EIA 94

Einfache Diffusion 90, 91
Einschichtkultur 79
Einschlußkörper 48, 73, 75, 114, 118
Eklipse **59**, 60
Ektromelie 39
Elektronenmikroskop 13
Elektropherogramm 10
Elektrophorese 10, 11
ELISA 94
Embryopathien 122
Endemische Virusausbreitung 103
Endgruppenbestimmung 30
Endogenes Interferon 148
— Virus 130, 133, 134
Endonukleasen 34
Endoplasmatisches Reticulum 64
Engulfment 58
Enteroviren 40
Entomopoxviren 48
Envelope 17
Enzephalitisviren 107
Enzyme 30, 31
Enzym-Immuntest 94
Epidemie 104
Epitheliale Zellen 79
Epstein-Barr Virus 38, 115, 121, **132**
Exogenes Interferon 147
Exonukleasen 34
Experimentiersysteme
— Brutei 76
— Pflanze 72
— Protist 72
— Tier 74
— Zellkultur 77
Extrazelluläre Interferenz 95

Fadenwürmer 104, 105
Fällungsmethoden 8
Familie 34
Fasern 18
Fibroblastische Zellen 79
Filtrierbares Virus 3
Filtrierbarkeit 3
Flaviviren 45
Flotationsdichte, siehe Gleichgewichtszentrifugation 14
Fluoreszierende Antikörper 92
Focus 69
Fötopathien 122
Formaldehyd 139, 153
Fraenkel-Conrat, H. 6

Freundsches Adjuvans 83
Frosch, Paul 3
Frühenzyme 61
Frühproteine 61

Ganghöhe 19
Ganzvirus-Impfstoff 154
G + C-Gehalt 35
Geflügelpest, atypische 42, 121
—, klassische 42
Gegenstrom-Immunelektrophorese 91
Gelbfieber-Impfstellen 159
— -Schutzimpfung 157
— -Virus 45, **108,** 113, 114
Gelfiltration 10
Gene 64, 119
Genitalwarzen 131
Genom 16, **26,** 27, 54, 119
Genomgewicht 26, **36,** 53
Genus 34
Gewebekultur 72, **77**
Gewebeübertragung 110
Gierer, A. 6
Gleichgewichts-Dichtegradienten-Zentrifugation 14
Gliederfüßler 104, 105
Glucosylierung 53
Goodpasture, E. E. 4
Granula 48
„Große Viren" 5
Gruppenspezifisches Antigen 28
Guarnieri-Körper 114
Gürtelrose 38

Hare, R. 4
Hämadsorption 59
Hämadsorptions-Hemmungstest 87
Hämadsorptionstest 80
Hämagglutination 4, **76**
Hämagglutinations-Hemmungstest 87
Hämagglutinin 57
Hämagglutinintest **76,** 80
Hautwarzen 131
Helfervirus 27, 67, **71**
Helicale Struktur 19, 20
Hemmproteine 61
Hepatitis-Virus 105, 113, 114, 115, 122
Herpesviren 36, **37**
Herpes-simplex-Embryopathie 126

Herpes simplex-Virus 36, **37,** 110, 111, 113, 114, 115, 124, 126, 132
Hershey, A. D. 6
Heterologe Interferenz 96
Heteroploidie 70
Hirst, G. K. 4
Hitzedenaturierung 35, 153
Hitzedesinfektion 137
Homologe Interferenz 97
Hülle 17
Hüllproteide 20
Humantumoren 131
Humanwirksame Interferondosis 147
Humorale Immunität 84
Hundestaupe-Virus 43
Hybridisierung 15, **34**
2-(α-Hydroxybenzyl)-benzimidazol 143
Hydroxylamin 140
Hydroxymethylcytosin 24
Hyporeaktivität 148

Idoxuridin 144
Ikosaeder 18, 23
Ikosaederviren 18
Immunabwehr 84
Immunadhärenztest 92
Immun-Elektronenmikroskopie 82
Immunelektrophorese 91
Immunfluoreszenz 70, **92**
Immunglobuline **85,** 151
Immunglobulin A 85
— G 85
— M **85,** 89
Immunisierung, aktiv 152
—, passiv 150
Immunität 103
Immunkomplex 84, 92, **115**
Immunogenität 55
Immunologische Teste 84–94
Immunprophylaxe 150
Immunsuppression 115
Immuntherapie 150
Immuntoleranz 124
Immunseren 74, **83,** 150
Impfintervalle 155
Impfkomplikationen 152
Impfrisiko 152
Impfstoffe, attenuiert 154
—, inaktiviert 153
Inapparente Infektion 110, 115

Indirekte Hämagglutination 92
Induktoren 68
Infektionen: abortive **127**, 135
— akute 111
— apparente 110, 115
— chronische 124
— disseminierte 113, 114, 116
— inapparente 110, 115
— latente 111
— lokale 112, 116
— maskierte 110
— okkulte 110
— persistierende 111
— produktive **127**, 135
— slow 111
— systemische 116, 117
— vertikale 104, **109**
Infektiöse Mononukleose 38, **132**
Infektionseinheit 66
Infektiosität 55
Influenza A-Embryopathie 127
Influenza-Schutzimpfung 158
Influenzaviren **42**, 67, 109, 110, 113, 127
Inhibitoren 57
Inkomplette Viren 66, **98**
Inkubationsimpfung 152
Inkubationszeit 112, 113
Insektenviren **47**, 118
Interferenz 94
Interferenz: Auto- 98
— extrazelluläre 95
— heterologe 96
— homologe 97
— intrazelluläre 96
— intrinsic 96, 97
Interferenzmechanismen 102
Interferenztest 83
Interferon 5, 84, 96, 99, **100**, 146
Interferon-Halbwertzeit 147
Interferoninducer **100**, 149, 150
Interferoninduktion 148
Interferontoleranz (Hyporeaktivität) 148
Intranukleäre Einschlußkörper 114
Intrazelluläre Einschlußkörper 73, 114
— Interferenz 96, 102
Ionenaustauscher 10
Ionisierende Strahlen 138
Iridoviren 36, **48**

Isoelektrischer Punkt 8, 9, 11
Isolierungsmethoden 8
Isopicnische Dichtegradienten-Zentrifugation 14
Iwanowski, Dimitri 2

Jenner, Edward 1
Jodpräparate 140
5-Jod-2'-Desoxyuridin 142, 144

Kernveränderungen durch Viren 121
Klassifizierung 33
Klassische Geflügelpest 42
Koch, Robert 1
Koch'sche Postulate 131
Kohlenhydrate 32, 33
Komplement 84, **86**
Komplementäre Abschnitte 26
Komplementärstrang 63
Komplement-Bindungsreaktion (KBR) 70, **88**
Konversionen 120
Kopf des Bakteriophagen 18
Kovalente Bindung 26
Kragen des Bakteriophagen 18
Krankheitssymptome 72, 73, 77, 112–118
Kreuzimmunität 108
Kreuzreaktivierung 120
Kryptogramm 34
Kuhpocken 39

Larynxpapillom 131
Lassa-Virus 47
Latente Infektion 111
Latenzzeit 59
Lentiviren 45
Lipide 31, 32
Löffler, Friedrich 3
Lokale Infektion 112, 116
Lymphozytäres Choriomeningitis-Virus 47, 105, 110
Lysogenie **68,** 120
Lysozym 31, 65
Lyssa-Virus (Tollwut) 44
Lytische Immunreaktion 86

Maedi-Virus 45, 111
Marboran 143, 144
Marek Disease Virus 38

175

Markierte Antikörper 92
Masern-Embryopathie 126
— -Schutzimpfung 157
— -Virus 43, 110, 113, 114, 124, 126
Maskierte Infektion 110
Matrix-Protein 29
Maturation 65
Maul- und Klauenseuche (MKS) 41
Mayer, Adolf 2
McClelland, L. 4
Melkerknoten 39
Membranen 64, 65
Methylierung 53
Miasma 1
Minusstrang 28, 63
Mißbildungen 123
Mizutani, S. 6
Molekulargewicht 26
Molekularsiebe 10
Mollusca 38, 104
Morbilliviren 43
Morphologie der Viren 13, **17**
Mosaikerkrankungen 72
Moskitos 45
m-RNA 62
Multiple Sklerose 111
Multiplicity of infection (MOI) 98
Multiplicity Reaktivierung 120
Mumps-Embryopathie 124, 127
— -Schutzimpfung 157
— -Virus 42, 110, 113, 114, 124
Muscheln 105
Mutagene 119, 121
Mutanten, defekte 27, 69, 98
Mycoplasmaviren 53
Myxoviren 20, 36, **41**, 115

Nasopharynx-Karzinom 132
Naturherde (foci) 105
Negativfärbung 13
Negri-Körperchen 75, 114
Nematoden 104, 105
Nervenbahn 113, 116
Neuraminidase **31**, 57, 58, 66
Neuraminsäure 57
Neutralisationstest 87
Newcastle Disease Virus (Atypische Geflügelpest) 42, 121
Nichtionisierende Strahlen 138
N_1-Isonikotinoyl-N_2-3-Methyl-4-chlor-benzoylhydrazin 143

N-Methylisatin-β-thiosemicarbazon 143, 144
Nonpermissive Kultur 71
N-Terminal 30
Nukleinsäure-Bestimmung 163
Nukleinsäurebindende Proteine 28
Nukleinsäuren **24**, 25, 62
Nukleocapsid **16**, 20
Nukleoid **17**, 66

Oberflächenantigene 70, 155
Okkulte Infektion 110
Oncoviren 45
Onkogene 127
Onkogene DNA-Viren 128
Onkogene RNA-Viren 66, **129**
Onkogen-Hypothese 133, 134
Orbiviren 46
Organkultur 72, 77
Organübertragung 110, 115
Orphanviren 41, 46
Orthomyxoviren 36, **42**
Orthopockenviren 39
Ouchterlony-Technik 90
Oudin-Technik 90

Pandemie 104
Papillomaviren 36, **39**, 132
Papovaviren 36, **39**
Parainfluenzaviren 43, 121
Paralytische Poliomyelitis 153
Paramyxoviren 36, **42**
Parapockenviren 39
Parkinson-Krankheit 111
Partikeldichte 15
Parvoviren 36, **37**
Passive Hämagglutination 92
— Immunisierung 150
Pasteur, Louis 1
Penetration 57
Peplomer 17
Peplos 17
Permanente Zellkultur 77
Permissive Zellkultur 82
Peroxydase 94
Persistierende Infektion 38, **111**
Pfeiffer'sches Drüsenfieber 132
p-Fluorphenylalanin 143
Pflanzenpathogene Insektenviren 48
Pflanzenviren 19, **49**, 50, 51, 72, 104, 115

Phagozytose 84
Phenol 139
Phosphonoessigsäure 143, 146
pH-Stabilität der Viren 139
Picornaviren 36, **40**, 115
Pinozytose 58
Plaquetechnik 5, 79
Plazentaschranke 122
Plusstrang 28, 63
Pneumoviren 43
Pockenviren 36, **38**, 110, 113, 114, 115, 128
Pocken-gefährdete Gebiete 157
— -Schutzimpfung 157
Polio-Schutzimpfung 157
Poliomyelitis-Virus 27, 29, **40**, 110, 113, 114, 121
Positivfärbung 13
Polyacrylsäure 149
Polyamine 24, **33**
Polyhedra 48
Poly-Inosin-Cytosin (Poly rI:rC) 149
Polyomaviren 39
Polypeptide 21
Polyribosomen 63, 64
Prämunitäts-Inducer 148
Präzipitation 86
Präzipitatlinien 90, 91
Präzipitintest 89
Primärherd 112
Primärkultur 77
Priming **100,** 148
Produktive Infektion 127
Properdin 84
Prophage 68
Proteine 22, **28,** 29, 61
Protistenviren **51,** 72
Protovirus-Hypothese 134
Provirus-Hypothese 130
Pseudovirion 17
Psittacose — Lymphogranuloma inguinale Gruppe 5
Pyran 150
Pyrogene 115

Radio-Immunologische Teste 93
Rate-zonal-Dichtegradienten-Zentrifugation 13
Raumdesinfektion 138
Reifung 65
Rekombinationen 120

Renaturierung 35
Reoviren 36, **46,** 47
Replikation **56,** 61
Replikationsenzym 102
Repressor 69
Resealing 59
Resistenz 103
Restriktionsenzyme 34
Retroviren 36, **45**
Reverse Transkriptase 45, 64, **129**
Rezeptoren **29,** 57, 66
Rezeptor-zerstörendes Enzym (RDE) 42
Rezidiv 111
Rhabdoviren 36, **44**
Rhinoviren (Schnupfen) **41,** 112, 113
Rhodanin 142
Ribavirin 143, 145
Rifampicine 143
Rimantadine 145
Rinderdiarrhoe-Virus 45
Rinderpest-Virus 43
Rinderstomatitis 39
Ringelwürmer 104
RNA 53, 54
RNA-Tumorviren 66, **129**
Röntgenstrahlbeugung 13
Röntgenstrahlen 138
Röteln-Embryopathie 124, 125
— -Schutzimpfung 157
Rotationssymmetrie 23
Rotaviren 46
Rous, P. 3
Rous-assoziierte Viren 71
Rous Sarcoma Virus 45, 121
RS-Virus **43,** 115
Rubella (Röteln)-Virus 45, 113, 114, 115, 121, 122, 124, **125**
Salpetrige Säure 139, 153
Samenübertragung 109, 110
Sandwich-Technik 93
Säulenchromatografie 10
Satellitenviren 71
Sedimentationskonstante 13, 14
Seitenkörper 39, 65
Self-Assembly 64
Sequenzanalyse 15, **34**
Serologische Teste 86
Seuche 104
Sigmaviren 44
Sindbis-Virus 45

Slow Virus-Infektion 111
Spaltimpfstoffe 154
Spezielle Transduktion 69
Spezies 34
Spezifische Dichten **12,** 15
Spiegelsymmetrie 23, 24
Spikes **18,** 20, 21, 22
Spumaviren 45
Standardvirus **13,** 98, 102
Stanley, W. M. 4
Strahlen 138
Struktureinheit 16, 19
Strukturproteine 28, 62
Subunit-Impfstoff 154
Suspensionskultur 79
Svedberg-Einheit 14
SV 40-Virus 39
Symmetrel 144
Symmetrie 22
Symptome viraler Infektionen:
— durch animalische Viren 77, 112, 114
— durch Insektenviren 118
— externe durch Pflanzenviren 72, 116
— interne durch Pflanzenviren 73, 117
— zytopathische Effekte 80
Synthesephase 61
Synthetische Polynukleotide 148
Synzytien 80, 114, 121
Systemische Infektion 116, 117
Schnupfen (s. Rhinoviren) **41,** 112, 113
Schramm, G. 6
Schwanz des Bakteriophagen 18
Schweinelähme (Teschen-Virus) 41
Schweinerotlauf 45

Tabakmosaik-Virus 19, 49, 64
T-Antigen 70
Temin, H. M. 6
Temperaturempfindlichkeit 138
Temperenter Phage 68
Template 62
Teratogene 123
Terminal Redundancy 26
Teschen-Virus 41
2-Thio-4-oxothiazolidin 142
Thymidinkinase 61
Tilorone 150

T-Lymphozyten 84
Togaviren 36, **44**
Tollwut-Schutzimpfung 158
Tollwut-Virus 44, **105,** 113, 114
Toxicon 1
Toxine 2, **115**
Transkription 62
Transplantation 115
Transplantationsantigen 70
Translation 62
Translation inhibitory protein (TIP) 101
Tromantadin 145
Tumorantigen 61, 70
Tumorgenese — Hypothesen 133
Tumorviren 127
Twort, F. M. 3
Typenspezifisches Antigen 29

Überwanderungselektrophorese 91
Ultravirus 3
Ultrazentrifuge 11
Uncoating 59
Uncoatingprotein 61
Unreifes Virion 65
Unspezifische Infektabwehr 84
UV-Strahlen 138, 153

Vaccinia-Embryopathie 124, 127
— -Virus 1, 39, 115, 121, 122, 124
Variola 39
— -Embryopathie 124, 127
Varizellen/Herpes zoster-Virus 38, 110, 114, 121, 122
Vektor 71, 103, 104
Velocity-Dichtegradienten-Zentrifugation 13
Vermehrungszyklus 67
Versuchstiere 74
Vesicular stomatitis-Virus 44
Vesiculoviren 44
Vertikale Infektion 109
von Magnus-Phänomen 98
Vidarabin 143, 146
Vira-A 146
Virämische Phase 113
Virale Pestizide 118
Virazole 143, 145
Virion **7,** 15, 21
Virionformen **18,** 36, 49, 50, 51, 52
Viriongrößen 36

Virionproteine 22
Virionstruktur 19
Virogenie 67, **68**
Viroide 6, 26, **53,** 64
Viropexis 58
Virulenter Phage 68
Virulenz 2
Virusadsorption 56
Virusdesinfektion 137
Virusdiagnostik 71, **81**
Virusdichte 14, 15
Virusgenom 16, **26,** 27, 54
Virusimpfstoffe 156–158
Virusinterferenz 94
Viruskomponenten 15, 16
Virusnachweis 81
Virusreservoire 103
Virustase 141
Virustypisierung 83
Virusvermehrung 55
Virusidie 141
Visna-Virus 45, 111

Wasserstoff-Brückenbindung 25
Watson-Crick'sche Doppelhelix 6
Weichtiere 104

Wiederholungsimpfung 155
Windpocken 38, 113, 114, 115
Woodruff, E. W. 4

x-Körper 73, 117

Zecken 45
Zeckenenzephalitis 107
Zelleinschlüsse 73, 74, 75, 114, 118
Zellgebundene Immunität 84
Zellkulturen 69, 72, **77**
Zellkulturmerkmale 78
Zelltransformation 67, 69, **70,** 134
Zelltransformierende Viren 70
Zervix-Karzinom 132
Zikaden 104
Zoster (s. Varizellen-Virus) 38, 110, 114, 121, 122
Zytomegalie-Embryopathie 125
— -Virus 38, 110, 114, 115, 124, **125**
Zytopathischer Effekt 59, **80**
Zytoplasmatische Einschlußkörper 114
Zytoplasmatisches Polyhedrose-Virus 36, 46, **48**
Zytozidal 112

U. Winkler, W. Rüger, W. Wackernagel
Bacterial, Phage and Molecular Genetics
An Experimental Course
Translated from the German by G. Schulte-Hiltrop, W. Rüger
113 figures. VI, 240 pages. 1976.
DM 23,–; US $ 10.20
ISBN 3-540-07602-6

Bacteria and phages already belong to the classical experimental material of genetics. They are small, multiply, rapidly, their growth is easy to control and they are simple to select. For these reasons all the most important phenomena of genetics can be easily studied in the laboratory. This book contains instructions for 25 experiments and information about different culture media and sources. Its aim is to help students to complement the theoretical knowledge gained from lectures and textbooks with practical experience. All the experiments have been repeatedly tested in courses given by the authors. In each case the theoretical introduction is followed by detailed descriptions of experiments, literature quotations and aids to evaluation. The experiments have been constructed to be time saving and to need no particularly complicated apparatus, which makes the book eminently suitable not only for teaching, but for routine laboratory work. It is an up-dated English edition of the German version published in 1972.

Contents: General Abbreviations and Expressions Frequently Used. Basic Equipment for the Experiments. Calculation of Titers and Some Statistical Methods. – Technical Literature. –Experiments and Problems: Phage Growth and Ultracentrifugation. Nucleic Acids and Transcription. Mutation and Photobiology. Transfer and Recombination of Genetic Material. Phenotypic Expression. – Appendix: Nutrient Media and Solutions. Strains of Bacteria and Phages. Sources of Supplies for Experiments. The Recording of Scientific Experiments. – Experimental Results and Answers to the Problems: Experimental Results. Answers to the Problems.

C. A. Knight
Chemistry of Viruses Springer Study Edition
2nd edition. 54 figures. X, 325 pages. 1975
DM 48,–; US $ 21.20
ISBN 3-540-06772-8

This book contains a concise, integrated account of chemical virology. Major topics of chemical virilogy are reviewed with statements of principles followed by examples involving animal, bacterial and plant viruses. Actual experimental techniques are described, especially when they help to illustrate principles or phenomena typical of viruses. Comprehensive tables have been assembled and numerous references provided in order to furnish convenient concentrated sources of information. Thus the student is presented with a digest of the whole of chemical virology together with references which enable him to pursue any topic to the limits of current knowledge.

Contents: Some Events Leading to the Chemical Era of Virology. – Purification of Viruses. – Composition of Viruses. – Morphology of Viruses. – Action of Chemical and Physical Agents on Viruses. – Reproduction of Viruses and Viral Constituents.

Preisänderungen vorbehalten

Springer-Verlag Berlin Heidelberg New York

G. Drews
Mikrobiologisches Praktikum
3., neubearbeitete Auflage. 47 Abbildungen. XI, 232 Seiten. 1976
DM 24,–; US $ 10.60
ISBN 3-540-07829-0

Inhaltsübersicht: Die wichtigsten Voraussetzungen für das Arbeiten mit Mikroorganismen. – Die Anreicherung und Isolierung von Mikroorganismens. – Die Untersuchung der Morphologie und Cytologie von Mikroorganismen. – Methoden zur Identifizierung von Bakterien. – Die Messung von Wachstum und Vermehrung. – Bacteriophagen. – Bdellovibrio bacteriovorus. – Nachweis und quantitative Bestimmung von Stoffen mit Hilfe von Mikroorganismen (Niacintest). – Antibiotica und Desinfektionsmittel. – Serologische Methoden. – Isolierung und Untersuchung von Zellstrukturen. – Versuche zum Gasstoffwechsel. – Versuche zur Regulation der Enzymaktivität und Enzymsynthese. – Genübertragung bei Bakterien. – Versuche zur Phototaxis bei Bakterien und Blaualgen. – Produktion von Citronensäure durch Aspergillus niger. – Namen- und Sachverzeichnis.

W. Weidel
Virus und Molekularbiologie
Eine elementare Einführung
2. Auflage. 26 Abbildungen, VIII, 160 Seiten. 1964
DM 12,80; US $ 5.70
(Heidelberger Taschenbücher, Band 3)
ISBN 3-540-03161-8

Inhaltsübersicht: Einleitung: Was heißt und ist Virus? – Naturwissenschaftliche Methodik – Entdeckung der Viren – Sensation. – Betrachungen zum Begriff „Vermehrung": „Mechanismus" oder „Wesen"? – Zwei Vermehrungsschemata – Fließbandfabrikation – Energiegewinnung – Energieausnützung – Spiel mit verteilten Rollen – Tot oder lebendig – Viren als Spürhunde. – Vom technischen Umgang mit Viren: Aufspüren in der Natur. Massenproduktion. Mengenmessung, Teilchenzählung. Reindarstellung. Chemische Charakterisierung und ein paar Spekulationen. Besichtigung. – Auseinandersetzung zwischen Virus und Zelle: Der grundsätzliche Unterschied zwischen Virus und lebendem System. Kreislauf des Virus zwischen Ruhe, Aktivität und Ruhe: Der Vermehrungszyklus. Experimentelle Unterteilung des Vermehrungszyklus. – Das Liebesleben der Viren: Rekombination – Virusgene – Experimentelle Kniffe – Genkarten – Austauschmechanismus – Feinstruktur des Gens – Nichterbliche Veränderungen (Modifikationen) – Maskiertes Virus. – Des Pudels Kern: Die Kopierungsautomatik für DNS-Moleküle – Die Übersetzungsautomatik – Der genetische Code. – Virusbekämpfung: Heilen – Vorbeugen – Züchterische Maßnahmen. – Virus, Evolution, Urzeugung. – Sachverzeichnis. Abbildungsnachweis. Literaturhinweise.

Preisänderungen vorbehalten

Springer-Verlag Berlin Heidelberg NewYork

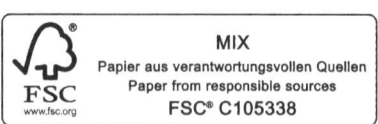

If you have any concerns about our products,
you can contact us on
ProductSafety@springernature.com

In case Publisher is established outside the EU,
the EU authorized representative is:
**Springer Nature Customer Service Center GmbH
Europaplatz 3, 69115 Heidelberg, Germany**

Printed by Libri Plureos GmbH
in Hamburg, Germany